ちくま文庫

子は親を救うために「心の病」になる

高橋和巳

筑摩書房

目次

第二章　娘の摂食障害が、母親の人生を回復させた

第三章 虐待されて育った子は「善と悪が逆」になっている

子は親を救うために「心の病」になる

章扉イラスト　岡本かな子

プロローグ　心の「宇宙期」

子どもは大人が忘れたことを知っている

診察室で子どもたちの話を聞いていると、時々、「えっ?」と一瞬、耳を疑いたくなるような言葉が飛び出してくる。彼らは大人の知らない世界を知っているようだ。いや、正確に言えば、大人が閉じてしまった世界をまだ持っているようだ。

ある子は「窓の外に小人が三人いて、じっと中をのぞいている、怖くはないけど、なんか嫌だな、でも、よくあるんだ」と話した。

ある子は、「時間は真っすぐじゃないよね、曲がってるんだ」と漏らした。

また、「遠くにあるものが大きく見えて、近くにあるものが小さく見えることがあるんだよ、実際の大きさとは違うんだ、気持ち悪いよ」と言う。

私たちが当たり前と思って疑わない三次元空間の「遠近感」を、彼はまだ信じていないのである。芸術の世界では、遠近感は時に無視され、あえて壊されることがあるが、子どもはそれを自在にやっている。

謎めいた発言は、私たちが見ている同じ世界を異なる角度から見ている証拠だ。常識的な「大人の価値観」を一時離れて、彼らの言葉に耳を傾けると、ある時は、『不思議の国のアリス』のような話をしてくれるし、ある時は、どこかで聞いた創世神話のような話をしてくれる。

子どもたちが見ている世界は、生まれてから「この世界」に適応していくプロセスで、様々な精神のあり方をチューニングしている姿であると、そう思って聞くと興味が尽きない。私たちが「この世界」で生きていくためにそぎ落としてきたものがその中にある。

でも、あまり不思議の世界にこだわっていると、社会に適応できなくなってしまうかもしれない。きちんと生きていくためには、自分の心を「この世界」に合わせていかなければならない。ありきたりの遠近感はやっぱり生きていくために必要だ。

子どもが大人になっていく心の発達とは、どんなプロセスであろうか。

そのプロセスは、何もない白紙の状態から心を作り上げていくようにイメージされている。しかし、実際はそうではなくて、必要なものを作ることと、不要なものを切り落としていく作業とが同時に進行しているように思える。これから章を追って紹介するように、そう考えないと説明のつかない心の現象がいくつかある。

ところで、脳神経は同じようなプロセスで成熟することが知られている。つまり、生まれて間もない神経細胞はあらゆる方向に神経の突起を延ばして連絡を作り、過剰な回路をもっている。成長するにつれて、必要な結合だけが強められ、不要な結合は除去されて、神経回路が完成する。これを神経突起の〝刈り込み〟と言う。脳を作るための重要なプロセスである。

心の発達とは、この世界に心を開いていくと同時に、心の何かを閉じていくプロセスである。

「この世界は、こうである」と、世界を理解し、その中で生きていくのに必要な

「心の枠」を作り上げる。それが社会に適応して「大人」になることだ。しかし、大人になってそのプロセスを忘れてしまうと、いつしか、「この世界はこうでしかない」と思ってしまう。そう思うと、解決のつかない苦しみや悩みができてくる。

その時は、一度そぎ落としてきたものをもう一度自分の心の奥底に探ってみるとよい。世界は違うものではなかったか？　視点が変わり、焦点が移ると、解決できないと思っていた苦しみや悩みが解ける。

これから、「この世界」に生まれて大人になるまでの、心の発達を追っていく。何を選んで、何を閉じて、私たちはこの世界に適応していったのか。そのプロセスを知ることによって、私たちは、背景に退いて埋もれていた世界をもう一度見ることができるだろう。そして、もっと広く、もっと自由な心に到達できるようになるだろう。

子は母親から「心理システム」を学ぶ

「この世界」に初めて姿を現わした赤ちゃんは、地球に降りたった宇宙人のようである。彼（彼女）はこの地上でどう生きていったらいいかをまだ知らない。自分の生命を維持するための体の機能はでき上がっているが、どうしたら美味しい食べ物にありつけるか、どうしたら人とうまくつき合っていけるか、この地上のルールはまだ謎である。

生まれた時から赤ちゃんに備わっている体の機能を「生命システム」とし、これから地球に適応するために学んでいくであろう心の機能を「心理システム」と呼ぶことにする。

生命システムは食べる、寝る、泣く……の機能である。心理システムは、人とのつき合い方、人生観や、善悪を判断する倫理観などの生き方の機能である。そこから毎日の「生きる意欲」が湧いてくる。

心理システムを作っていくプロセスは、心の全体性を削っていくことでもある。例えば、心は四次元空間（またはそれ以上の空間）を自由に動こうとするが、ここ地球上では三次元空間を基本にしたほうが動きやすいし、効率的であると教わる。また、心がとんでもないことを考えても、地上にはそんなことはありえない、ないとしたほうが生きやすい、と教わる。そして、長い時間をかけて人類が作り上げてきた効率的な心のシステムが伝えられていくのだ。まずはそれを学ばなければならない。

ちょうど彫刻を作り上げていくように、自分の心の形を調えていく。彫刻と異なるのは、そぎ落とされた素材は捨てられずに心の奥底に眠っていることだ。やがて、心がさらに大きくなろうとする時にもう一度形を変えて利用される。

心理システムを学び、作り上げていく時に、母親が決定的な影響を与えるだろうことは、容易に想像がつくであろう。なにしろ赤ちゃんはまだ何も知らない。この世界で最初に出会い、最初の数年間を一緒に過ごす地球人は、母親だ。子どもは母親からのメッセージに合わせて自分の心理システムを作り始める。

お腹が空く、大声で泣き始める。すると美味しいおっぱいがもらえる。それが最初のメッセージのやり取りであろう。そこから子どもはこの地球上のルールを学び始めて、次第に、親とのつき合い方、人とのつき合い方、社会のルール、善悪の判断、価値観を貪欲に学び、取り込んでいく。この時期に母親から教えてもらったことは、その子の一生を方向づける。

地球は安全なのか危険が多いのか、人は怖いのか優しいのか、「この世界」は楽しんでいいのか、それとも我慢が大切なのか、人とどうやってつき合うのか、そして、最も大切なこと、「どうやって人生を頑張り、生きていくか」、これらすべてを母親から教わる。

クリニックに通っていた、六二歳のある男性が人生を振り返った。

「僕は『母親に心配をかけない』という気持ちでずっと生きてきたんだな、と思います。母親は苦労していたので、子どもながらにそれを感じていたんでしょうね。

お母さんが頑張っているから、自分も頑張ろうって思ったんですね。一緒に頑張っていることが僕がいることの証だったし、『お前も頑張っているね』とそう言われているようでした。いや、言われなかったけど、言って欲しかったのかな。よく後輩から『先輩は我慢強いですね』と言われる。僕の我慢強さは小さい頃から鍛えられたんです。自分の生き方って一生つながっていて、ずっと変わらないんですね」

この世界に生まれて、大切な親に認めてもらうために頑張る、その最初の頑張りが、そのまま、人生の最後まで続く頑張りである。多くの人々にとって、これは変わらぬ真実だ。

心の「宇宙期」とは何か

地上に姿を現わして、ここの生活に適応できるようになるまでに、心理システムは段階を追って発達する。

通常は次の四つの発達段階を経て完成される。つまり、

（1）乳幼児期　（2）学童期　（3）思春期　（4）成人期

である。

四つの発達段階は、すべて親との関係を軸に展開する。もちろん、社会からの影響やその時代の思想も大きな影響を与えるが、成人期に到るまでは、それらもまた親の心を通して子どもに伝わる。

（1）乳幼児期と（2）学童期は、親から生き方を学び、吸収する時期である。子どもに見えている世界は親と同じ世界である。子は親の見ている世界を越えることはない。

（3）思春期は、親から学んだことを土台にして親から自立する時期である。親と違う視点を持つようになる。

（4）成人期は「この世界」での生き方を身につけ、完成させる時期である。ここで親と同等になり、あるいは自らが親になる。

さて、本書では心理学で言われている右の四つの発達段階の先に、第五の発達段階を付け加える。それを仮に「宇宙期」と名付ける。これは本書だけの設定である。

なぜ「宇宙期」を設定したかというと、「成人期」の先の発達段階を想定しないと理解できない心の現象があるからだ。

その一つは、成人期の後に、大人になるプロセスでそぎ落としてきたものが復活し、成人期とは違う心が生まれる現象だ。この頃、人は人生を振り返り、その先に確実に存在する死を予測し、自分の人生はいったい何なのか、自分は誰なのかと自問する。その答えを見いだそうとした時に、「それ」が起きる。

二つ目は、「親を持てなかった」子どもたちの心の現象である。彼らは心の発達に最も重要な時期に「普通の」親子関係を持てなかった。その結果、「この世界」を「普通の」人とはまったく違う視点から理解している。彼らがクリニックにやって来て、私に教えてくれたことは、彼らには四つの心理発達段階が通用しないということだった。この現象を理解するためにも、宇宙期を想定する必要があった。

以上、二つの理由から「宇宙期」という発達段階を設定する。

では、なぜ「宇宙」かというと、それは心が「この世界」を飛び出す段階だからである。「この世界」とは私たちが通常知っているこの社会のすべて、地球上のすべてである。それ以外を「あの世」と言ってしまうと死後の世界になってしまうから、既知の「この世界」とは違う心の持ち方を「宇宙」という言葉で表した。

まとめると次のようになる。

（1）「乳幼児期」　心身ともに親と一体の時期（〇～三、四歳）
（2）「学童期」　親と一緒に生きる時期（四、五歳～一二歳）
（3）「思春期」　親から精神的に自立していく時期（一二歳～二〇歳ころ）

（4）「成人期」　適応が完成し、社会の中で生きる時期（二〇歳ころ〜）
（5）「宇宙期」　「この世界」を抜けだす時期（成人期以後〜）

この心の発達段階を、これから順を追って調べていこう。

まずは、「普通の」親子関係の元で育った子どもたちの心の発達とその悩み（第一章、第二章）を、ついで、虐待を受けて育った子どもたちの心の問題（第三章）を、そして、特殊な親子関係をもった子どもたちの心の問題（第四章）を取り上げて彼らの訴えに耳を傾けながら、最後に「宇宙期」を検討して（第五章）、「この世界」の心の謎を解き明かす。

第一章

息子は親を救うために引きこもった

1　学童期は親の生き方をまるごと取り入れる

初めての自由の獲得が第一反抗期となる

人生で最初の大きな心の発達は、二、三歳の頃に見られる。第一反抗期と言われる。

生まれてきて、右も左も分からない、まったく無力な赤ちゃんは全面的に母親の保護の元で生きてきた。心も体も二四時間いつも母親と一緒だった。しかし、二、三歳頃になると、子どもは初めて自分の足で動き回れるようになり、自分の体が母親から離れる。

すると、それまで母親に素直に従ってきた子が、「ママの言うことなんか聞かないもん」と言い出して、逆らうようになる。ご飯を食べなさいと言えば、「食べない」と言い、着替えなさいと言えば「着替えない」と言う。

口を開けば「イヤイヤ」の連続。

なぜだろうか。

その理由は、人はいつも、より大きな自由を手に入れようとするからだ。

母親に抱っこされるか、手を引いてもらわなければ移動できなかった子が、自分の足で動けるようになる。すると、ママと一緒の方向だけじゃなくて、自分の好きな方向にも行ってみたくなる。「自分だけで、できる」ことをやってみたいのだ。それが自由だ。そのために心理的には「従わない自由」を獲得する必要がある。だから、敢えて「反抗」する。何度も試して、反抗してみる。そうして親と一緒に歩くこともできるし、自分一人でも歩ける、とその両方が確認できると、反抗は止む。生まれて初めての自由の獲得だ。

行動の自由を手に入れた子どもは、これから思春期までの約一〇年間、貪欲に親の生き方を学び、価値観を取り入れ、社会を理解していく。

学童期である。

健太が小学三年生のある日

学童期の子どもは親に従い、親の期待通りに生きようとし、親の生き方を取り入れる。どれほど子どもが親を思い、どんな気持ちで親を学んでいくか、それを理解するために、ある例を紹介しよう。実際は母親が話してくれたエピソードであるが、子どもの気持ちになってまとめると次のようになる。

僕が小学三年生のある日、お母さんは足が悪くなって、ベッドから動けなくなった。

お父さんとお祖母ちゃんが僕に言った。

「お母さんはしばらく寝ていないといけないのよ。でも、心配しないでも大丈夫だよ。よくなるから」

難しい病気の名前も話していたが、僕にはよく分からなかった。

お母さんは足がすごく痛いらしかった。僕が足をさすってあげようかと聞いたら、お母さんは、優しい声で、

「ありがとう。でも、今は触らないほうがいいのよ。お母さんも頑張って早く

よくなるから、健太も元気に学校に行ってね」

僕にそう言った。

それから僕は、お母さんとの約束を守って一生懸命に学校に通った。一日も休まなかった。勉強もした。そうすれば、お母さんの病気が早くよくなると思ったからだ。それで学校の絵のコンクールで賞をとった時、お母さんはとても喜んでくれた。

一年くらい、お母さんは寝ていることが多かった。近所のおばさんがお母さんの代わりに買物に行ってくれたことを僕は覚えている。

僕が四年生の終わりのころに、お母さんはよくなって歩けるようになった。よかった……。

「お母さん、歩けるようになった。よかったね」と僕が言うと、

「そうね。ありがとう。健太も頑張ってくれたからね」とお母さんは言ってくれた。

そうだ、あの時は、僕も頑張った。

子どもはお母さんが大好きだ。だから、子どもはいつも親のことを気にして生きている。お母さんは元気だろうか、お父さんは機嫌がいいだろうか。そして、自分は親の役に立っているだろうか、親に必要とされているだろうか、と。

子どもにとって親は、「この世界」で自分を守ってくれる唯一の存在である。だから、大事にしたい、なんでもいいから役に立ちたい。笑顔を返す、学校で楽しかったことを報告する。いい子にするのは精一杯の感謝の印である。

一二歳のころまでは、子どもは無心に親を真似て、生き方を学び、それに従っていく。親を信じて疑わない。すべては親が基準である。それは、やがて大人になって生きていくときの大切な心の基盤となる。

しかし、親も完璧な人間ではないから、気持ちの偏りや悪い心、嘘、辛い気持ち、間違った生き方をかかえている。子どもはそういった親の「心の矛盾」もまた無心に、まるごとコピーする。

親の「心の矛盾」がそれほど大きくなければ、子は幸いである。コピーした生き方は、辛いものではなく、心の矛盾にも大して煩わされることなく、親の庇護の元で、安心して自分の興味を広げ、能力を伸ばしていくことができる。

一方、親の「心の矛盾」が大きいと、それを取り込んだ子どもは親と同じ苦しみを生き始める。もちろん、子どもは無理なことを教えられているとは気づかずに、それに従う。彼らは親を信じているし、親に教えてもらった生き方以外はありえないからだ。自分が我慢していることすら感じない。だから、学童期に彼らが倒れてしまうことはない。例外的に、あまりにもストレスが大きく耐えきれなくなると、それが体のサインとなって出ることがある。夜尿症、指しゃぶり、神経症的な癖やチック、抜毛、慢性的な腹痛などである。

かかえ込んだ心の矛盾は、しかし、次の思春期になって爆発する。

2 反抗期の激しさは、親が教えた「心の矛盾」に比例する

親の辛い生き方が子を苦しめる

思春期は成人期への準備段階である。その最大の課題は親からの精神的な自立である。

自立がうまくいくかどうかは、それまでの十数年間の親子関係による。親から取り入れた生き方に大きな矛盾が潜んでいなければ、親からの旅立ちは大きな混乱もなく進む。寂しさと不安を感じながらも、新しい世界への期待はそれよりも大きく、子は決意し、旅立つ。

逆に、親から辛い生き方を引き継いでいると、自立は簡単には進まず、時に混乱し、激しい反抗期が続いたり、子が「心の病」になったりする。

先に述べた小学校三年生の健太君の場合、彼は母親によく従って、母親を大切にした。母親もその健太君の頑張りを理解していた。子の気持ちがよく見えていたのは、母親が心に大きな矛盾をかかえていなかったからだろう。だから、健太君の心の負荷も小さく、これから迎える彼の思春期に大きな混乱はないはずだ。たぶん、彼はいつの間にか親とあまり話さなくなり、一人でいる時間が増え、女の子への関心がたかまり、自然と親から離れていく。その時、母親は小さな寂しさを感じ、そして、彼は大人になる。

一方、これから章を追って紹介するように、子が親の辛い生き方を継いでいると、子はなかなか親から自立できない。

例えば、両親の仲が悪くて母親が苦労していたとする。子どもはいつも母親の心配をし、我慢だけの生き方を引き継ぐ。すると子どもは新しい世界へ進みたい気持ちと、親のためにもっと我慢すべきだとの気持ちがぶつかり合う。子は悩み、自分を責め、育ってきた家庭を恨むであろう。

また、父親から厳しくされて自分を抑えてきた子がいたとする。不満が鬱積したままだと、やはり、自立は難しい。今までの我慢を晴らしたいが、一方では我慢が足りない自分を責め、そういう生き方をさせた親に怒りが向かう。

思春期のつまずきは、親からの自立を遂げられない苦しみである。親がかかえていた心の矛盾が大きければ大きいほど、子の我慢は大きく、自立には時間と労力を要する。

親の生き方に修正を迫る思春期の「心の病」

苦しい生き方を強いられた子は、思春期になって苦しみを訴え、生き方を変えたい、助けてほしいと親に迫る。しかし、多くの親はその訴えを理解しない。なぜなら、親は長い間続けてきた自分の生き方に疑問を持っていないので、子どもが何を訴えているのか見当がつかないのだ。子どもが「辛い」と訴えれば、親は自分の人生観から「あなたには我慢が足りない」としか応えられない。親から見ると、子どもはただ「我がままを言い」、「親に甘えて」自立していないように映る。親は「そんな子に育てた覚えはない」とイライラし、子どもは「親がいけないんだ」と言い返し、親子対立は激しくなる。

子どもは分かってもらえないと落胆し、挫折し、怒りの気持ちをどこに持っていったらいいか分からなくなる。

そうして、彼らは最後の手段に訴え、「心の病」になる。

いろいろな親子が思春期の「心の病」をかかえて、私のクリニックにやって来る。その問題とは、不登校、引きこもり、万引き、リスカ（リストカット＝手首を切るという自傷行為）、拒食症、過食症、過呼吸発作、家庭内暴力、ＯＤ（オーバードース＝薬を多量に飲んで自殺を図ること）、非行、ドラッグ（薬物）……などである。これらは、親から引き継いだ「心の矛盾」が子の中に生み出した「病」である。と同時に、教わってきた生き方を修正するために子どもたちが始めた抗議行動であり、親子関係を見直すためにとったぎりぎりの手段である。

ここまでしないと、親は訴えを聞いてくれない。振り向いてくれない。

子の苦しみは、親から受け継いだ苦しみである。だから、親の苦しみでもある。十数年間、無心に親に従ってきた子は、心の深いところで、親と一緒に治りたいと願う。親が生き方を修正して親自身の苦しさを取ってくれなければ、自分の苦しみも取れない、と知っている。

その証拠に、彼らは治療中に自分でも気がついていないような言葉を漏らす。

「なぜここまでやっても、分かってくれないんだ」

「どうして、気づいてくれないんだ」

「まだ、やらないといけないのか」

思春期は子どもにとって人生最大の危機であるが、それは同時に親子関係の危機でもある。しかし、その危機を脱する過程で、子どもだけでなく、親も変わる好機がおとずれる。


子は思春期を通り抜けて、一人前の大人になっていく。

親はそこを通り抜けて、長くかかえてきた心の矛盾を解決し、人生の後半を生き直す。親は子に救われる。

3　「ママの苦しみをとるために僕は不登校になった」

不登校・引きこもり問題の三つの背景

不登校・引きこもりの原因には大きく分けて三つある。

第一は、発達障害が関係している場合である。

発達障害というのは、生まれつき持っている脳機能の障害である。これには知的障害（精神遅滞）、学習障害（ＬＤ）、注意機能障害（ＡＤＨＤ）、広汎性発達障害（自閉症）などが含まれる。

障害が重い場合は、小さい頃に親や周りの人がそれに気づいて、子は適切な治療や教育を受けている。しかし、軽い場合（軽度発達障害）には、障害に気づかれないまま健常者と同じ教育を受ける。すると、小学校低学年のうちは一緒に勉強できるが、高学年になるにつれて授業や友だち関係についていけなくなり、不登校になる。

言うまでもなくこの場合、親子関係や育った環境、親の考え方が問題なのではない。障害の内容と程度を正しく理解し、その子にあった教育環境をととのえてあげることが大切である。軽度発達障害を背景にもつ不登校・引きこもりは小学校高学年から中学校にかけて、すなわち十代前半に問題になることが多い。

第二は、精神障害が関係している不登校・引きこもりである。

精神障害の原因となっている病気は、統合失調症がほとんどである。この病気は思春期になって脳神経のある部分の物質代謝がうまくいかなくなって起こる。初めは理由もなく人を避けるようになり、ついで幻覚や被害妄想が出てくる。原因はまだ十分には解明されていないが、細胞の代謝をコントロールしているDNAに異常があると言われている。本人にも、親の育て方にも責任のない、脳機能の病気である。この場合、やはり疾患の治療が第一となる。早期に発見して適切な治療を受けられるといい。この病気は高校生から大学生のころ、十代後半から二十代に発症することが多い。

そして、第三は、親子関係が要因となっている場合である。

子が親の辛い生き方を引き継いだために起こる、不登校・引きこもりである。これから取り上げるのは、この第三の場合である。第一、第二の場合と区別して、これを「社会的引きこもり」と言う。

「ママの苦しみを引き出すために……」と謎の言葉を漏らして暴力がエスカレートした

引きこもりと家庭内暴力の相談で、一人の母親がクリニックにやってきた。引きこもって暴力を振るっているのは、長男の駿一君、中学二年生。四歳年上の大学生の姉と二人姉弟だ。姉は大学生活をエンジョイしていて、激しくなってきた母と弟の親子喧嘩に対しては、圏外中立を守っている。母親の麗子さんは、出版社で編集の仕事をし、会社員の夫と、麗子さんの母親が同居する五人家族である。駿一君は不登校になって一〇カ月目だ。

麗子さんは、息子の「家庭内暴力」でほとほと困っていると話し始めた。特にここ数週間はエスカレートしているらしい。些細なことで母親に怒りだし、物を投げ、食器を割り、母親の肩や背中を叩いてきた。母親は息子の訴えを聞いて、話し合おうとした。また、説得し、言い聞かせ、ある時は息子の我がままな要求にそのまま従った。しかし、暴力が収まる気配はなかった。母親は困り果て、自信を失っていた。

麗子さんはつい数日前に起きた事件を報告した。

「いつも些細なことで怒り出して物を投げたり、私に当たってきます。この前も駿一が急に怒り出して、大声で叫んだんです。『逃げるな！　ママ、仕返しさせてよ。僕はずっとママに言われっぱなしだった。僕はこのままでは生きていけない！』って、それから、『僕はもう死ぬんだ！』と言って台所から包丁を持ち出して、自分の手首を切ろうとしました。止めようとしてもみあっているうちに、包丁が私の腿に当たったようです。しばらくしてジーンズに血がにじんできました。息子は血を見て動揺して、急にへなへなとしゃがみ込んでしまいました。

それから、『苦しいよ、苦しいよ』と叫んで、自分の頭を床に打ち付けたんです。私はとっさに息子の頭を抱いて止めました。でも、何度か鈍い音がしました」

麗子さんは話し続けた。

「そこで私は黙っていればよかったんですけど……子どもにあやまってしまったんです。

悪かったって、私の責任だと、本当にごめんねと頭を下げたんです。

そうしたら、息子はまた興奮して『やめて、やめて』と私の肩をぶってきました。

しばらくしておとなしくなって、自分の部屋に向かいました。その時、去り際に小さな声で言いました。

『僕が静かにしていると、ママは苦しさに気づかない。ママの苦しみを引き出すために、僕はもっと酷《ひど》いことをしないといけない……』」

「そんなこと言ったんですか」と私が言葉を返す。

「ええ、言いました。意味はよく分からなかったんですが、はっきりと耳に残っています」

「面白いことを言う息子さんですね」

「えっ？……」と麗子さんは戸惑う。

「お母さん、どんな意味だと思いますか？」

「分かりません……。私のためにやっているようなこと言って……」

麗子さんは少し考え込んでいたが、報告を続けた。

「今朝も、息子は怒ってみそ汁をまき散らしました。どうしてこんなになってしまったのか……。

どんどんエスカレートしています。もう私、疲れてしまって……。夜は三〇分もねちねちと文句を言い続けたり、先週は真夜中にいきなり私たちの部屋に入ってきて、殴りかかってきました。夫が頭にCDケースをぶつけられて血を出しました。四時になってやっと静かになって、『わかって……』と言って、自分の部屋に戻って行きました」

駿一君はとても敏感な子のようだ。彼は、たぶん自分でも気づかずに、不思議な言葉を漏らしている。つまり、

「ママの苦しみを引き出すために、僕はもっと酷いことをしないといけない

……」と。

この言葉の意味はおそらく、「ママに、僕たち親子の心の苦しみを気づかせるために、僕はわざと暴力を振るっている」、「僕の苦しみと、ママの苦しみ、同じ根元の二つの苦しみに気づいて欲しい」ということである。子ども「まだ制限されていない心」から漏れてきた言葉であろう。大人の心は、それを正面からは理解できないが、しかし、麗子さんの心の奥には届いているようだ。その証拠に、言葉は彼女の「はっきりと耳に残って」、それを診察室で報告している。また、彼女は「私のためにやっているようなこと言って……」と言い、息子の暴力の意図をどこかで感じている。

大人の心の奥底（意識下）には成長する過程で閉じてきた心が残っている。だから、駿一君の不思議な言葉は、母親の心の奥底に届く。

一番目の要求「ママ、僕の苦しみに気づいて」

不登校・引きこもりの最中には「家庭内暴力」が起こることが多い。小さなものも含めれば必発と言ってもいいだろう。親がただ暴力を止めるだけの対応をしていると、暴力はどんどん激しくなる。逆に、子どもの要求に従っているだけでも暴力は収まらず、事態は長引くだけである。

子どもが暴力にまで到るのは、「何度も何度も訴えたけれど、結局分かってもらえなかった。もう言葉じゃ通じない」と、そう思ってのことである。だから、止めようとすればするほど、やっぱり分かってくれないんだと暴力がエスカレートするし、反対に、目先の子どもの要求に従っているだけでも、子どもは納得せず、不満はつのる。

子が本当に分かってもらいたい気持ちは何か、それを考えないといけない。それが見えれば、暴力は止まる。

そのために、暴力が起こる経過を詳しく知る必要がある。暴力の起こり方、タイミングには親子関係が凝縮しており、長い間たまっていた気持ちが隠されているのだ。その証拠に、彼らの暴力は系統だっている。

系統だっているというのは、口論の題材はその時々で違っていても、その中でいつも「ある決まった親子関係」が成立した時に、暴力が起こるということだ。つまり、親と子が口論して、お互いがある決まった気持ちになると、いつものパターンができ上がり、怒りが爆発する。発火点は決まっている。

もちろん、繰り返されるパターンには親も子も気づいていない。

私は家庭内暴力の相談があると、その経過を詳しく聞き取る。いつ、どこで、どのようなきっかけで口論が始まり、何を言いあい、子が何と言い、親が何と返した時に、暴力に到ったのか。それを時間を追って聞いていく。すると、怒りの発火点が分かる。そこに、我慢してきた子どもの気持ちがあり、知らず知らずに我慢を押し付けてきた親の生き方がある。

親がその関係を理解できるようになれば、間もなく暴力は収まる。

さて、包丁を振り回した駿一君の話に戻ろう。

「お母さん、息子さんが包丁を持ち出すまでの経過を、詳しく聞かせてくれませんか?」と私が質問する。

「ええ……その時、私は仕事から帰ってきて夕食の準備をしていました」

「帰宅したとき、息子さんはどこにいましたか?」

「自分の部屋でパソコンをやっていました」

「お母さんが帰ってきたら、彼はどうしましたか？」

「部屋から出てきて、買い物袋を開けている私のほうに来ました。小声で独り言のように『ママ、苦しいよ……僕、何もできない……』と言っていたと思います」

「お母さんは、何と答えたんですか？」

「小さな声だったし、独り言のようだったので、答えませんでした」

「それから、どうなりましたか？」

「……ぶってきました」

「彼がぶってくる前に何かなかったですか？」

「えーと……」

母親はしばらく考えていた。

「ああ、そうです、思い出しました。息子は近所の肉屋さんのハンバーグが大好きで、小さい頃から買ってくると喜んでいたんです。『小川屋さんのハンバーグ買ってきたわよ、これ美味しいよねー』って私が言ったんです」

「どんなふうに言いましたか？」

「息子の顔を覗き込んで、『これ美味しいよねー』って言いました」

麗子さんは、その仕草を再現した。

「息子さんの反応は？」

「何も言わずに、顔を背けてしまいました。

それから、私が冷蔵庫を開けたら、後ろからぶってきたんです」

「何か言っていましたか？」

「『何でこうさせるんだ！　もっとこうしないといけないのか！』と言ってぶってきました」

「なるほど、そこで怒ったんですね。

どうして、息子さんが怒ったか、分かりますか？」

「えっ？……私が息子の話を聞こうとしなかったからですよね」

「……それは違うと思いますよ。その時は、彼は黙っていましたよね。怒ったのはハンバーグの時ですよね。『美味しいよね』と言ったら、息子さんは顔を背けたんですね」

「ええ。あの時、駿一の顔からは表情が消えて、横を向いて私を払いのけるようにしました。シッ、シッという感じです……」

「なるほど、そうでしたか……」

麗子さんは考え込んでいた。

しばらく待って、私は続けた。

「彼が怒ったのは、お母さんが自分のペースに持ち込もうとしたからじゃないかな。『これ美味しいよねー』と言われて嫌な気がしたのは、『うん』と同意しないといけないと思ったからでしょう。ハンバーグ食べていい子になってね、とそんなふうに彼には聞こえたのかもしれません。彼はいい子だから、そう言われて辛くなった」

「………」

麗子さんはしばらくの間、黙っていた。

数分が過ぎただろうか、彼女はゆっくり口を開いた。

「……そうですね。息子の気持ちが分かりました。そうだったと思います。私が押し付けようとしたので、あの子は怒ったんですね。

私って、駿一をお人形のようにしてきました……それで彼は怒っている。そう言えば、駿一が言っていました。

『僕はママのことが好きだけど、僕はもう疲れたよ。いつまでやらせるの』って。

私は息子を、とても可愛い、なんていい息子に恵まれたんだろう、と思ってました。ダダをこねたこともないし、元気だし、お友達も多いし……。子育て、楽しかった。息子が何か食べたいっていうと、仕事の帰りにそれを買うのが楽しみでスーパー中を探し回りました。それを息子は『ママ、大好き！』と言って喜ぶんです。でも、あれ、私に合わせていたんですね」

麗子さんはうなだれてしまった。

しばらくして、私が話した。

「親子がお互いに気を使って過ごしてきたのは、それはそれで幸せだったんですよ。彼もお母さんを喜ばせるのが好きだったはずだから、とても楽しい時間だったはずです。そのことについては、あまり自分を責めないでいいと思いますよ」

子どもは親の気持ちを読み取り、それに応えようとして生きる。特に親の可愛がり方には敏感で、子どもはそれにピッタリと合わせてくれる。それは親子で共有できる楽しい時間である。その時に子どもは自分が親に愛されていると感じ、親に必要とされている自分を確認できるのだ。

問題は、彼が合わせてくれている気持ちを麗子さんが汲み取れなかったことである。

暴力を振るう理由は、自分だけが我慢したのを分かってくれないから

「ところで、次の質問ですけど、いいですか?」と私が口を開く。

「えっ? ええ……」と麗子さんは、我に返った。

「お母さんが彼を『お人形のように』可愛がると、彼はどうして怒るのでしょう? 考えてみてください」

「私の思う通りにさせられるのは嫌だから……」

「それもありますけど、もっと違う理由です」

彼女はその答えを考えながらも、私の言葉を待っていた。

「彼はお母さんが大好きだから、いい子になりたい。お母さんを助けたいと思っ

てきたんです。小さい頃も今もそれは変わらない。子どもはみんなそうです。

ずっとお母さんのこと考えて、お母さんのために生きてきたのに、でも、いつまでたってもその気持ちを分かってくれない。それで、またハンバーグで喜んでと言われた。彼はもう一度、お母さんにつき合わないといけないと思ったんです。一方で、親から離れて自立していきたい気持ちがある。でも、そうすると、大好きなお母さんと対立しなければならなくなる。それは嫌だし、怖い。お母さんに嫌われたくない。それで、なんで、なんでそうさせるんだ！　と怒りがわいてきたんです」

「えっ？」と麗子さんは声を上げて、しばらく考え込んでいた。それから、

「そうなんですね。あの子は私に合わせてくれていた、一生懸命に……。でも、私があの子の気持ちを理解できなくて、あの子を追いつめてしまった。それで怒っている……」

麗子さんの目に涙が浮かんだ。

「私はあの子に頼りすぎていた……」とぽつりと言った。

「あの子、小さい時、本当に美味しそうにハンバーグ食べました。私、それを見

ていてとても幸せでした」

麗子さんは、しばらくたって視線を上げて穏やかな表情を見せた。

家庭内暴力は系統的である。

いつも決まった「心の状況」で、怒りが爆発する。

「心の状況」は家庭によって異なるが、子の共通する気持ちは、「親のためにここまでやってあげているのに、どうして分からないんだ！」である。親のために生きてきた気持ちが強ければ強いほど、親がそれを理解しなければしないほど、暴力は激しくなる。

思春期は、子どもが親から自立して自分の生き方を作る時である。

これから先、ずっと親と一緒にはいられないだろうと、子どもは少しずつ感じ始めている。新しい世界も見えてきた。だから、前に進みたい。

でも、ママはまだ「ハンバーグを食べて、近くにいてほしい」と言っている。それに応えたいけど、そうしたら、じゃあ、僕はどうしたらいいんだろう。ママのことたくさん、たくさん愛してきたのに、これからもまだ我慢が必要なの？　どうして分かってくれないの？　どうして僕を追いつめるの？

これが彼の苦しみであり、暴力の理由だった。麗子さんはその息子の苦しみを理解した。それで彼は楽になった。それから、彼の暴力は少なくなった。母親が何かを伝えたわけではない。ただ理解しただけである。しかし、子には伝わる。親子は敏感である。

しばらく平穏な日々が続いた。

ある日のカウンセリングで麗子さんは報告した。

「暴力がなくなりました。ここ一カ月くらいは私も気持ちが楽でした。息子も時々リビングに出てくるようになりました。よかったです」

「息子さんは話をしますか？」

「いえ、話は相変わらずほとんどしません」

子どもは長年の我慢を分かってもらえれば、気持ちが落ち着く。それまでの親子対立が嘘のように消えていく。多くの場合はこの時点で、引きこもり・不登校は解決に向かう。

まず一緒に食事をとるようになる。それから親子の会話が増える。食事が終わっても以前のようにそそくさと部屋に戻ることはない。たわいのない出来事、テレビのこと、スポーツのこと、ゲームのこと、それまでは聞かれても頑なに話さなかったネットゲームの詳しい内容などを話してくれる。そうしているうちに、本音が話せるようになる。

「お母さん、僕、やっぱり学校のことが心配だ」

「そうだね」……となり、何かのきっかけをつかんで、学校に戻る。

二番目の要求「ママの苦しみを取って」

しかし、どうも駿一君の家ではそうは進んでいない。ちょっと様子が違うのだ。

彼が望んでいることとは、まだ実現していないのだろうか。

彼は「ママの苦しみを引き出すために……」と宣言して暴力を振るい始めた。その真意、「僕の苦しみと、ママの苦しみ、同じ根元の二つの苦しみに気づいて欲しい」を考えると、確かに彼の最初の意図はまだ道半ばである。つまり、彼自身の苦しみは、母親に理解されて軽減したが、しかし、母親が長い間我慢してきた「苦しみ」はまだ取れていない。その解決が残っている。

その後、徐々に彼と母親との対立はぶり返していった。

「最近、息子がまた落ち着かないんです。最初は甘えてきて『ママの苦しみを取ってね』と言うんです。それからしばらくすると『わかって、わかって』を繰り返します。ダダをこねるように言います。私には何を言っているのか、分かりません。何か、わざと甘えて意地悪してくるような感じです。ハンバーグのことでは、駿一がすごく可哀想に思えました。今でもそうなんですが、でも、そう何度も『わかって、わかって』と甘えてくると、イライラします」

「まだ、訴えが続いているんですね」

「そうなんでしょうか……。

いつまでも、分かって、分かってと言われると、『もう分かってあげたんだから、いい加減に学校へ行きなさい。いつまで同じこと言っているの！』と思ってしまいます。

　この前も息子がまとわりついてくるので、『ママは仕事があるからね』と言ったら、息子が怒りだして、『なんで分からないんだ。なんでママは逃げるんだ！』と物を投げて、私を引っ掻いてきました。

　ここ二週間、まったく元に戻ってしまいました。

　また包丁を持ちだすんじゃないかと私は息子のことが怖くなって、もう逃げ出したいです……」

　麗子さんは疲れ切った表情を見せた。

「一度、静かになったのにぶり返したみたいですね」

「ええ、どうしてなんですか？」

「彼には、まだ何か不満が残っているのかもしれませんね」

「まだですか……。もう私、疲れました。子どもなんかいらないです！　『死にたい』って言うならもう勝手に死んでと思ってしまいます」

「お母さんは息子さんの気持ちを理解してあげたんだから、息子さんももう甘えないで、自立しないといけませんよね。もう中学生ですからね」

「そうなんです。まだ、『僕のこと見てよ、見てよ！』みたいに言ってくるんです……甘えています」

駿一君は、学校に行けないのをいつまでも親のせいにしている。我がまま息子になってしまったようだ。もう子どもじゃないんだから独り立ちして欲しい。学校に行くのは自分のためだろう。そう親は思うし、それは正しい。

しかし、一方で彼はまだまだ要求を続けている。

「ママの苦しみを取ってね」である。

「なんでも一人でできる」それが母親の苦しみだった

「駿一君は小さい時、今みたいにダダこねて甘えてきましたか？」

「いいえ、あまりそういうことはありませんでした。大人しい子でした。何でも自分でできる子でした」

「じゃあ、こんなふうに我がまま言ってくるのは初めてですか？」

「………」

「甘えるっていうのは、具体的にどうするとかいうことじゃなくて、気持ちの表現なんですよ。特に子どもは何かをして欲しくて言ってるんじゃなくて、まさに『分かって、分かってね』なんですね。

お母さんに質問ですが、あなたは小さい頃、甘えたことがありますか？　母親に、ダダこねて『こうして、こうして』とか……我がまま言って困らせたことはありますか？　あるいは、甘えないまでもお母さんに相談したり助けを求めたりしたことはありますか？」

麗子さんはしばらく考えていた。

「私……あまりないです。自分で何でもできると思ってきましたから、自分でやってきました……私には、母親に相談するという選択肢はなかったです」

「そうでしたか……自分でやってきたんですね。それがあなたの苦しみだったのかも知れませんね」

しばらくして、彼女は話し始めた。

「小学生の合唱会の時でした。みんなの服装をそろえることになって『男の子は白いワイシャツ、女の子はなるべく大きなリボンを着けましょう』って先生が言いました。このくらいのって、手で大きさを示しました、皆、ワーッと喜んで、『色は自由ですか？』、『だったら何色にする？』、『私、お母さんに作ってもらおう』、とか言いあっているんです。私には母に相談しようという考えはなくて、お金をもらって自分で買いに行こうと思っていました……みんなは相談するんだ、と思って、それで話の輪に入れなかったんです……」

「お母さんには頼まなかったんですね」

「何でも自分でできると思ってきましたから……でも、それが苦しみなんですか……」

麗子さんはそう言って黙った。

目に涙が浮かんでいた。

「甘える息子を許せない」のはなぜなのかが分かる

二週間後。

「息子は相変わらずです。やっぱり私を責めてきます。『わかって、わかって』

と言って……中学二年にもなって子どもみたいに甘えてくるんです。でも、先生に言われたように、意味もなく言ってくることが甘えるってことなのか、と思って見ていたら、自分の気持ちも少し余裕ができてきました。でも、ずっと見ているとやっぱりイライラしますけれど……」

それからしばらくの間、彼女は息子の様子を報告した。一段落したところで私が質問した。

「息子さんが甘えてくるとイライラするのは、どうしてでしょうか？　その時の自分の気持ちがどんなふうになるか分かりますか？」

「えっ？……私の気持ちですか？

息子が甘えてくると私は気持ちが動かなくなってしまいます。黙っていると、『どうして分かってくれないんだ！』と叩いてくるんです」

麗子さんは話題を変えた。

「……私、母のことを考えていました。母は仕事を持っていて忙しかったんです。私は母からいつも、『あなたなら自分でできるわね』と言われていて、それが嬉しかったです。自分でやると褒められました。それで私はなんでも自分でできると思ってきました。

でも、考えてみれば、『言わなくても分かるでしょ、あなたは大丈夫でしょ、自分でやりなさい』と、いつもそれだけを言われてきた気もします……一方的に言われてきたんだと、そう思ったら、母に恨みが出てきました」

「あまりお母さんに甘えてこなかった？」

「そうでしょうね。甘えたい気持ちを我慢してきたんでしょうね。

……それと同じ言い方で私は息子に、『あなたはいい子ね』『いい子にしてね』って言ってきたんですね。それは『いい子は自分でできる』、『自分でやりなさい』っていうのと同じですね。形は違うけど、私の母と同じことを息子にしているんですね。

やっぱり私は息子に合わせてもらおうとしている。それが息子が今、苦しいと言って甘えてくる気持ちなんですね」

「そうですね。あなたが息子さんにイライラする理由も、そこにあるんでしょうね」

「……と、いうと、どういうことですか？」

「あなたは、我慢した。それで、我慢できない自分は嫌いで、甘える自分は許せない。何でも自分でやってきたからです。目の前に、我慢しないで甘えてくる息子さんがいる。それも理由なくそうしてくる、それは腹が立つでしょうね。気持ちを逆なでされるようで、イライラする、と、そういう意味です」

「ああ、なるほど、その通りですね。甘える息子を私は許せないんですね。我慢して私に合わせてくれた息子は可哀想だと思えたのですが、でも、やっぱり『甘えるのはダメ！』って、私は思っているんですね」

「そうですね。お母さん、よくできました」と私が言うと、麗子さんはにっこり笑った。

親子だから、子が親に頼るのは当たり前だ。逆に、親子だから親が子どもに頼るのも当たり前だ。その両方があれば、親子はうまくいく。しかし、親がかかえてきた苦しみゆえに、頼り方が一方通行になってしまうと、子どもの苦しみは大きくなる。

「いい子でいてね、そうしてくれたらお母さんは助かる。うれしいわ」

麗子さんが駿一君に伝えていたメッセージである。子どもは、その通りにして親が喜んでくれるのが生き甲斐だった。だから一生懸命にそうしてきた。麗子さんも幸せだった。


「ご自分の苦しみを知れば、気持ちが楽になりますよね」

「ええ？　自分の苦しみを知る？」

「そうです。自分の苦しみを認めてあげるんです。『一人でできる』と言って自分を我慢させてきたなって……それが私の苦しみ。でも、一人でよくやってきたな、って思えるといいです」

麗子さんは泣いていた。

カウンセリングの終わりに彼女は質問してきた。

「私、息子にどうしたらいいんですか？」

私は答えた。

「たぶん、もうそのままで何もしなくても大丈夫だと思いますよ」

終結――息子の反抗に親が救われる

それから数週間、麗子さんの心には大きな変化が起きた。

「私は小さい頃、母親に分かってもらいたいという気持ちを諦めた。それと、息子に『わかって、わかって』と言われて自分がイライラするのがつながっている。それがよく分かりました。ぴったりつながっているんです。私は我慢したのに、息子が甘えてくる、それを許せなかった……」

駿一君が訴えてきたのはまさにそこだった。親に分かってもらいたいという気持ちを子が我慢する。それは子どもにとっては一番の苦しみなはずである。母親がずっとかかえてきた苦しみ、彼が受け継いだ苦しみである。

彼の訴え「ママの苦しみをとってね」は母親に伝わり、聞き届けられた。

彼が心の奥底にかかえてきた気持ちを言葉にすれば、次のようになるだろう。

「このまま僕がママのことを諦めてしまったら、ママは一生今の苦しみをかかえて生きていく。そうしたら僕もママを諦めないといけなくなってしまう。それは悲しい、嫌だ。

ママに分かってもらいたくて、僕は不登校になった。ママの苦しみが取れないのが辛い、僕がそうしないとママは楽になれない。

ママ、僕の不登校に向き合って、そしてママの苦しみに向かい合って、自分を取り戻して、元気になってほしい。

僕はそう思って苦しんでいるのに、ママは僕を学校に行かせることばかりを考えて、どうしてまだ僕の気持ちを分かってくれないの？」

親が自分の苦しみに気づいた時に、子どもの「心の病」は消える

母親と息子は、互いに相手の気持ちの変化を直感する。麗子さんの心の変化とほぼ同時に、駿一君の暴力は完全に消えた。家の中に平和が戻った。

彼が学校に復帰できたのは、それから半年後の中学三年生の新学期であった。

麗子さんは大学卒業と同時にアメリカに留学した。早く家を出たいという思いが強かったのだという。それからずっと一人で頑張った。結婚してからも頑張り

続けた。その頑張りが、今、途切れて、緊張がゆるんだ。

彼女は小さい頃の親子関係を振り返った。母親の母親、つまり自分の祖母はどんな人だったか、と思ったが、祖母は彼女の小さい時に亡くなっていて、その人柄は思い出せなかった。祖母に育てられた母親は、たぶん、自分とまったく同じように、自分を抑えて、「一人でできる」と頑張って生きてきたに違いない。と、そう母を思った。そうしたら、母親への気持ちが楽になった。

「面白いですね。私、仕事のやり方が変わりました。いつもいつも時間に追われていたんですが、焦りの気持ちが小さくなって、楽になりました。今は、時間と一緒に動いているという感じなんです。追われないっていいですね」

そう麗子さんは、最近の変化を語った。

思春期は、子どもが親から精神的に自立していく時期である。

学童期に必死に親の生き方を学び取ったので、思春期に至った時に、「子の生き方」はほぼ「親の生き方」と一致している。これから自立しようとする時に、受け継いだ「苦しみ」を解決しておきたい。自分の「苦しみ」がとれるためには、親の「苦しみ」がとれないといけない。しかし、親の心の矛盾は長い間封印されてきた。その重い封印を解くために、子どもは「心の病」になる。

必死に訴えるのは、残していく親が心配だからだし、自分が先に進めなくて辛いからである。この二つは同じものだ。二つの問題を解決して、子は自立する。

親子の根本問題が解決できれば、引きこもりの子どもたちは学校に行く。

なぜなら、この社会で生きていくためには学校で勉強することが必要だからだ。

そんなことは、「馬鹿じゃないから分かっている」「ずっと前から知っている」生き方の基本だ。だから、彼らはそうする。

こうして、不登校・引きこもり問題は解決する。

4　親の老後が心配なので、僕は三二歳で引きこもった

突然、「家事手伝い」になってしまった息子

引きこもり・不登校は親と子の思春期問題である。親が自分の生き方に固執していると、子どもはいつまでも思春期を乗り越えられない。この構造は母と子の関係であっても、父と子の関係であっても変わらない。

麗子さんの例は、母親が頑張る人生を息子に支えてもらいたくて、息子に頼りすぎてしまった親子関係であった。次に紹介するのは父親が人生の寂しさを満たしたいと願い、子どもに求めすぎてしまった例である。

子育ては親の人生のやり直しである。親は子どもの成長する姿に、自分の希望を託し、自分ができなかったことを子どもには叶えてあげたいと願う。それは子どものためでもあるし、できなかった自分のためでもある。親子は互いに支えあ

って成長する。

クリニックに相談に訪れたのは、仲がよさそうな初老の夫婦であった。聡太郎君はその長男、三二歳である。体格はもちろん、身なりも、言葉遣いもしっかりして、社会経験もある立派な成人だが、しかし、心は小学五年生の「学童期」のままの、心優しい男の子だ。そして、早くもこの歳で燃え尽きてしまった。一年前に「疲れた」と言ってぷっつり仕事を辞めてしまったのだ。以来、土日は外出するが平日は家から出ない。引きこもりである。

夫婦が語ってくれた経過は次のようであった。

彼は、大学を出て金融関係に就職した。会社での評価は高く、アメリカへの研修留学に選ばれたこともある。それもそつなくこなしてきたが、しかし、就職して六年目に、突然、退職してしまったのだ。

彼が仕事を辞めると言い出した時、両親は耳を疑った。

「どうして辞めるんだ！」と父親が聞くが、彼は「疲れた」というだけで、黙っていた。

「仕事を変えるのはお前の自由だけど、次のことはちゃんと考えているのか」と父親が問い詰める。

彼はうつむいて何も答えない。

母親は父親の横で、事の成り行きを見守っている。

沈黙が続いた。

彼はとても悲しそうな顔をしていた、と母親はその時を振り返る。それ以上はいくら父親が質問しても彼は答えようとはしなかった。両親は為す術がなかった。話し合いは終わった。

翌日から彼は出勤しなくなった。後から分かったが、退職の手続きはすでに済ませてあった。

当初は家の中に無言の緊張と重苦しさがあった。しかし、しばらくすると奇妙な平衡状態ができ上がった。

彼は家の手伝いをよくした。母親の代わりに夕食の買物に行ったり、父親が仕事で遅くなると駅まで車を出したりもした。彼が引きこもってから車にはいつもワックスがかけられ、ピカピカになった。母親が同窓会の旅行に出かけるというと、インターネットを駆使して近くの名所旧跡やレストランを調べてファイルにしてくれた。姉が一人いたが結婚して家を出ているので、家族三人、平和な時間が流れた。時々姉が連れてくる甥を彼はかわいがった。

母親はそのうちに息子はまた動き出すだろうと思っていたが、穏やかな時間が流れるだけで変化はみられなかった。「もしかしてこれは『引きこもり』だろうか?」と心配し始めたのは、息子が退職して一年になろうとしていた頃である。保健所で「引きこもり・思春期相談」というのがあると知って、夫と二人で申し込んだ。

予約の日に出かけると、担当の精神科医が息子のこれまでの経過を詳しく聞いてくれた。結論は、発達の問題も精神病の問題もなさそうなので、やはり一種の引きこもり(「社会的引きこもり」)でしょう、ということだった。こんな歳でもそういうことがあるのかと母親が質問すると、その医師は、「一度働いてから引きこもってしまうこともある」と丁寧に説明してくれた。

うつ病ではなく、社会的「引きこもり」

両親はそれから一カ月程たって、私のクリニックに相談に訪れたのだった。私も同じようにこれまでの経過を詳しく聞いた。結論は同じで、聡太郎君に発達障害や精神病はないので、これは心理的な問題による引きこもりだろうと伝えた。

夫婦は礼儀をわきまえ、言葉遣いも丁寧でしっかりしていた。仲もよさそうなごく普通の夫婦である。家庭に問題があるとは思えず、すぐにはこの親子の葛藤は見えなかった。彼の引きこもりの原因を知るためには、聡太郎君がどんな方法で親を支えてきたのか、その「我慢」は何であったのかを探る必要がある。

母「先生、息子を仕事に就かせるにはどうしたらいいのでしょうか?」
父「保健所の相談では、親子でいろいろ話し合っていくことが大切と言われたので、この前の日曜日に思い切って息子を呼んで話をしました。私もそろそろ定年が近いので、それも考えて、これからのことを決めて欲しいと伝えました。何も難しいことは言っていないだろう、普通のことだろうって念を押したら、息子は納得してくれました」

母「でも、聡太郎は押し黙っていました。なんか泣き出しそうに見えました」

父「英語だってできるし、経験もあるんだから、外に出れば、何でもできるじゃないかって言ったんです」

母「息子もきっかけさえあれば、また仕事ができると思うんです。だから、少しでも家族以外と接触を持ったほうがいい、なるべく外に出た方がいいと言ったんです……」

父「勤めていた頃は仕事もきちんとしていたと思います。上司にも認められていたようだし、やればできるんだから、頑張れといいました」

母「息子は、話し合いになるといつも黙ってしまいます。その時も息子は聞くだけで、結論は出ませんでした……。いつもこうなります。それから自分の部屋にもどって、出てきませんでした」

しばらくの時間、夫婦が交互に息子さんの様子を報告した。一段落したところで、母親が私に質問した。

「ところで、さっき先生が息子は『心理的な問題で引きこもった』とおっしゃいましたが、それはどういう意味でしょうか?」

私は説明した。

聡太郎君は引きこもりを引き起こす障害や病気はなく、きちんとした能力も経験も持っている。むしろ人より優秀なくらいだ。なのにどうして社会に出られないかというと、何か心の葛藤をかかえているからだと考えられる。例えば、人に対して非常に緊張が強いとか、人前では遠慮してしまって自分を出せないとか、である。それが、心理的な問題、という意味である。

母「うつ病ではないのですか?」

うつ病ではない。その理由は、第一に、きちんと睡眠が取れているし、ご飯も普通に食べているからだ。うつ病なら、睡眠とか食欲という生命の基本的な営みが乱れてしまう。聡太郎君は料理に凝っているようで、健康な食欲がある。第二に、彼の場合、活動範囲は限られているが、精神活動そのものは正常だ。インターネットで熱心に調べ物をしたり、家事もごく普通にできている。つまり仕事以外の精神活動は活発である。この二つの理由から、うつ病ではないと判断できる。説明をしているうちに、この日の相談は終了時間に近づいていた。私はコメントを伝えた。

この状況から息子さんが抜け出していくには、親子が互いを理解し合えるかどうかが鍵になる。そこから彼の心理的な問題もみえてくるだろう。

「息子さんがどんな気持ちでいるか考えてみましょう。それから日曜日の〝話し合い〟は、息子さんからすれば〝話し合い〟というより〝説教〟に近い感じで受け止めていたでしょうね」

と感想を述べた。母親は深くうなずいていた。

反抗期がなかった、優しい息子

三週間後の相談にも、夫婦そろってやってきた。

母「息子はあいかわらず家のことはよくやってくれます。よく気がつくんです。小さい頃からそうだったですけど……」

父「あれ（前回の話し合い）からまた、変な感じで落ちついてしまっています」

母「主人が仕事のことを言うと息子はさっと顔色を変えて、自分の部屋に引っ込んでしまいます」

父「私がなんとか引っ張りだそうと思って、いろいろ話しかけるんだけど、息子はこっちの話を聞こうとしない。やっぱり、親父としては少し厳しく言った方がいいのでしょうか。『もういい加減にしろ!』って一発ひっぱたくくらいに……。甘やかしてきてしまったから」

母「…………」

母親は、強い口調で言う夫を横目で見たが何も言わなかった。

父「このあいだ、Jリーグの券が手に入ったので行かないかと誘ったんですが、息子は何とも答えませんでした」

両親の報告が一段落した時に、私は単刀直入に聞いてみた。

「お話を聞いていると、息子さんはとても優しい子みたいですね。急に聞かれても分からないかもしれませんが、息子さんには反抗期はありましたか?

反抗期というのは普通は中学から高校生くらいで、別にあからさまに親に反抗しなくても、しばらく口を聞かないとかの目立たない形もあります。どうだったでしょうか?」

「反抗期ですか?……」と、父親は反抗期という言葉にピンとこないようだった。父親の発言が終わるのを待って、母親が話し始めた。

「ありませんでした」と、彼女は断言した。

「上の娘には反抗期がありました。高校生の時にお化粧して遊びにいったり……、私にひどく反抗しました。でも、息子にはなかったです……就職するまで、親の方から見れば何の心配もなく本当にスムーズに来てしまったんです」

「そうでしたか。息子さんは優しそうですものね……家の中でも気を使ってきたんでしょうね」

「ええ、そう思います。優しい子です。遠慮して気を使います」

しばらく、父親は発言しなかった。私は母親にいくつか質問した。

「小学生の頃はどんな子でしたか?」

「真面目な子でした。先生から信頼されていて、よくいろんな委員を頼まれていました。

……五年生の時に、クラスである女の子が虐められていて彼が助けたんですね。正義感が強いんです。それで男の子たちから仲間はずれにされたことがあったようです。私には何も言わなかったですけど、後になって担任の先生から聞きました……」

一般的に、母親は子どもの反抗期を体感しているので、質問するとだいたい正確な答えが返ってくる。例えば、ただ「シカトする」だけの反抗であっても母親はその時期を覚えている。一方、父親は目立たない反抗には気づかないこともある。

父親の無念に応えてきた息子

第三回目のカウンセリング。

両親が最近の聡太郎君の様子を一通り報告すると、母親がしゃべりだした。

「息子が三十を過ぎても自立できないのは、私たちが先回りして育ててしまったからだと思います」

「と言うと？」と私が聞き直す。

「ええ、聡太郎はとても優しい子で、何でもきちんとやる子なんです。いつも周りのことを考えてやる子です……」

そこまで話して、彼女はちょっと言いよどんだ。夫に遠慮している様子である。しかし、意を決したかのように続けた。

「息子が自立できなかったのは、小さい頃から彼の出る幕がなかったからだと思います。何でも主人が出てしまった。『こうしたほうがいい』とか、『こうしよう！』と言って決めてしまいました。あの子の性格だと、そうされると合わせてしまいます。いつも大切な時に、主人が関わっている、それで、息子は……。

小学校の時、主人が息子に何か運動をさせようとしました。サッカーか野球か、どっちがいいかと聞いて、彼は迷っていたんですが、主人が『サッカーのほうがいいだろう』と決めてしまいました。息子は、本当は運動はあまり好きではなかったんです。どっちもやりたくなかったのかもしれません。

それから、大学を出る時も、息子は最後まで就活で迷っていて、中堅の技術系の会社を考えていたようなのですが、でも主人が自分の仕事のこともあって……『これからは金融だろう』って言うもんだからそれで選んだところがあります……聡太郎はみんなこなしてきました。

それで——こんなこと言って主人を悪者にしてしまいましたけど、そういうところがあります……」

父親は黙ってしまった。

二人とも言葉が途切れた。私が父親に質問する。

「お父さんに対してはどんな息子さんでしたか？　特に小さい頃はどうでしたか？」

「ええ、いい子でしたよ。小学校の頃はよく一緒にサッカーをしました。足がおそいので、毎朝、いっしょにランニングをした時期もあります。それから夏のキャンプなんかも行きました。やらせれば何でもできた子ですけど、ただ覇気がないというか、おとなしい子でしたね」

再び私が父親に質問する。

「急にこんなことを聞いて失礼かもしれませんが、あなたのお父さんはどんな人でしたか？　厳しかったですか？」

「親父ですか？……ええ、親父はとにかく怖かった。親父は満州で生まれて引き揚げてきました。それから間もなく両親がともに死んだらしいです。小さい頃、私が言うことを聞かないで母親を困らせていると、いきなり親父に殴られました。それくらい強い人だった……。

親父は我がままで家庭をかえりみない男でしたから、母親は苦労しました。自分も厳しくされました。だからか、母親を心配させないようにという気持ちが強かったです。嘘をついてまで心配させないようにしました。仕事に就いた時も、自分はちゃんとやっているというところを見せていました。

でも、息子にはそれがなくて、おとなしすぎます。あまりにも正直な子です。子どもは自立するもんだと思っていたのがいけなかったのか……こちらも確かに自立させられなかった」

私が感想を伝える。

「子どもはみんな親のために頑張るんですが、その子によってやり方はいろいろですよね。お父さんはナニクソって一人で頑張ったタイプでしょうか。息子さんは優しいからまた違う形で親に気を使ったのでしょう。聡太郎君もお父さんの顔を見て頑張ってきたのだと思いますよ」

私が話し終わると、今度は母親が語った。

「息子は小さい頃から料理が得意で、今でも私より凝ったものを作ります。下ごしらえがしっかりしているんです。もしかしたら、あの子には料理人みたいな仕事が向いていたのかもしれません……」

父親が続けた。

「どうしてもこっちがさせたいという気持ちが強くて、やらせてきたところがあります。でも、あいつの気持ちをもっと考えないといけなかった……。あいつなりに頑張っていたのかなあ」

親が子に期待するものは、自分が求めて得られなかった生き方である。ピアノを習えなかった親は、子どもにピアノを習って欲しいと思う。小さい頃に親が一緒に遊んでくれなかった人は、子どもと一緒に遊ぼうとする。自分が叶えられなかった夢を子どもに託すのだ。

聡太郎君の父親が求めて得られなかった生き方は、何であろうか。

それは父親と息子の有り得べき関係である。息子はまず母親から「この世界」

の基本的なルールを学ぶ。人間関係の基礎である。その上に、父親から具体的な生き方をトレーニングされる。息子の理想は、社会の先輩である強い父親について、社会での生き方、家族の支え方、頑張り方、闘い方を教えてもらうことだ。これから自分が生きていくお手本にしたいのだ。実は、この有り得べき父子関係が、聡太郎君の父親が求めて得られなかったものである。

彼の父親は「自分で考えろ!」と言わんばかりに、振り向いてくれず、「できるものならやってみろ!」と冷たかった。いつも彼は一人でおいていかれた。その無念をかかえて生きてきた彼は、だから、自分の息子はきちんと面倒を見てやろう、自分がしてもらえなかったことをしてやろうと頑張ったのだ。父親らしく息子を引っ張ってやること、それが彼の生き甲斐だった。叶えられなかった夢を叶えようとしたのだった。

親は子どもに、自分の生き方を補完して欲しいと期待する。子どもはそれを敏感に感じるからこそ、親に応えようとする。引っ張る親と、ついて行こうとする子の互いの幸せができ上がる。

しかし、親の「渇き」が強すぎると、親が子に近づきすぎて失敗する。子どもはもちろん親に引っ張って欲しいが、でも自分一人でもやってみたい、その両方があって初めて、子は生き方を学び取っていけるのだ。引っ張ってもらった経験のある父親は、子が自分でやってみたいと思う気持ちが見えるから、子どものペースを見て、その動きを待っていられる。でも、その経験のない父親は待てない。引っ張られすぎて「お父さん、ちょっと待って」と思ったことがないからだ。こうして、引っ張ってもらう側になった経験がないと、引っ張ることばかりに熱心になってしまう。

親子は一方通行になり、親ができなかったことに、子どもが応えきれず、親子のギャップが大きくなる。子どもが親に応える喜びは、子どもの苦しさに変わる。

父親が選択できなかった生き方、息子が望んだ生き方

聡太郎君の両親は、それからも定期的に相談に来た。息子は相変わらず「引きこもり」のような、「家事手伝い」のようなぶらぶらした生活を送っている。その間に親の理解は進んでいった。そうして、小さな変化が起きてきた。

父親が息子を見る目が穏やかになった。父親が話し始めた。

「小さい頃、息子のことを引っ張りすぎたと思います。こうしろ、ああしろ、こうしたほうがいいと……自分の考えだけでやってしまいました。

自分は一人でやってきました。だから、私は苦労してない人を見ると腹が立ちます。それで私は息子に頑張れ、頑張れと自分の生き方を押し付けて、それで引っ張ってしまったのかも知れません。

息子は先週、三二歳になりました。

息子が小さい頃、ドラムを買ってあげたことがあります。珍しく自分から欲しいと言ってきました。子供用のですけれど、一緒に店に行って買いました。その時、自分が店員と話して決めてしまいました。息子の意見を聞いたらよかったなと思います。息子は買ってもらって喜んでいましたけど……」

父親の話は続いた。

「自分は、かわいげのない子どもだったと思います。負けず嫌いで何でも人に頼らずにやりました。

自分の親父は親父なりに社会の厳しさに負けないように頑張っていたのかも知

れませんが、その強さが嫌いでした。だから、自分は『一人で頑張れるから大丈夫！』になったのかも知れません。でも、本当は大丈夫じゃない、助けてほしい、分かってほしい、助言してほしい、生き方を教えてほしかったのでしょうね。父親に社会の厳しさとか闘い方とかをちゃんと習いたかった。突き放すのではなく、どんなに厳しくてもいいから、ちゃんと訓練してほしかった。今は素直にそう思います。

突き放されて、だから、僕は父親を拒絶して、親父の『強さ』を嫌ってきたのだと分かりました。

それで、自分の息子にはちゃんと教えたかった。

でも、僕は教え方を知らなかった、それで、ただただ引っ張って、押しつけてしまった……」

そう言って彼は、言葉に詰まった。

それから、「うっ」とかすかな声を漏らして、泣いた。

父親から息子に伝えられていくべき「男の生き方」、それが彼が欲しかったものだ。

「息子が昔、『僕は裏の仕事がしたい。分からないところで人の役に立っている仕事がいい』と言っていたことがあります。私はそれを聞いてびっくりしました。『そんな弱いことでどうする、最初から負け犬か、もっと前向きに考えろ！　男だろう！』というようなことを言ったと思います。人のために生きる、人と一緒に生きる、というのを私は拒否してきました。それを息子に押しつけた。でも、今は息子に悪かったと思います。いろいろな生き方がある。それでいいはずなんです。

息子は私よりずっと自由人なのかも知れません。

叔父がガラス職人で、注文で特別な窓を作っていました。私は小さい頃からその叔父が好きで、よく仕事場に行って見ていました。私には叔父が自由人に見えました。もう引退していますけれど、今でも趣味でこつこつ物を作っています。最近はカヌーを作っているらしい。叔父が好きだったのは、親父に欠けているものを持っていたからでしょうね……職人だから権威にもこびなかったのかもしれないし……やさしかった、マイペースの人でした。

息子はずっと、自分のことを認めて欲しいと言ってきたのだと思います。手先が器用で、料理、工作が得意です。自分のペースでやっていく子です。私の性格とは正反対だ。それを認めてこなかった。

朝、通勤電車の中で息子のことを考えると辛くなります。私に否定されて、無念だったろうと思います……」

そういって父親は目を赤くした。見ると母親も目に涙をためていた。

「意志の力じゃなくて、（息子は）自然によくなっていくんでしょうか。私は突っ走って生きてきました。がむしゃらでした……。自分は笑顔が足りないと思います。この歳になってゆっくり周りの気持ちを見るというか、余裕を持ってということを教えられた気がします」

妻は、夫の回想を嬉しそうに聞いていた。

頑張る夫に仕えてきた妻は、彼の辛さもまた見えていたのであろう。だからこそ、妻は夫の生き方に従い、夫を支えてきた。彼女は夫に対して自分を主張しなかった。その母親の意向を二人の子どもたちは小さい頃から読み取ってきたはずである。長女も長男も母親の気持ちを取り入れ、生き方をなぞり、親に協力した。

特に、学童期（小学生）までは親に全面的に協力して生き方を学んでいく。親子四人、それぞれが自分の役割に満足し、大黒柱の強いお父さんを囲んだ幸せな家庭だった。

しかし、思春期にいたり、子どもたちは自分の生き方を作っていく。娘は母親の生き方に大きく反発した。この時代に生きる一人の女性として、我慢だけの「良妻賢母」は許せなかった。そうじゃない生き方を求めて母親に修正を求め、反抗した。一方、息子は母親を支え続け、父親に従い、自己主張を覚えることなく社会に出た。だから、彼は仕事もすべて言われたままにこなした。しかし、ビジネスの社会では、ただ上司に従って、会社の意向に従って働くだけでは、やがて燃え尽きてしまう。

父親の緊張が緩んで、息子は旅立った

父親の突っ張りが消えた。すると家庭内に大きな変化がでてきた。息子に対して、父親はもう仕事のことは言わない。彼の生き方に自分にはないものを見るようになって、父親は彼の生き方を尊重するようになった。家族内の

二つの「生き方」の対立は消え、互いを認めあい、父子の緊張が緩んだ。

一方、妻は夫に対して強くなった。「もうあなた、そんなに突っ張らなくてもいいでしょ。ゆっくりやっていきましょうよ」と、そう言っているかのように、彼女は夫と対等になった。すると、息子の不安が消えた。「もう母親のことは心配ない。これからは夫婦仲良く暮らしていくだろう」と思えたのだ。

「だから、僕は安心して家を出られる」

実際に、彼は旅に出るという。一年間の長い旅だ。

彼はカンボジアに行く。貧しい子どもたちのために活動している団体の施設で、ボランティアをするという。

会社を突然退職して、ほぼ二年になろうとしていた。

彼の遅い反抗期は終わったようである。

反抗期で修正されたのは、彼の生き方ではなく、親の生き方であった。もちろん彼にとっても、先に進むために必要不可欠な時間であった。親に理解された彼は幸せである。後の心配なく旅立てる。

親はもっと幸せかも知れない。穏やかな老夫婦の時間をプレゼントされた。

子どもの自立は、親の自立の問題である。一心同体で生きてきた親子だから、そうなる。

父親が言った。

「こっちの自立を考えないといけないんですね。もう息子を放すというか、いや、それは違いますね……自分たちが（子どもから）離れるようにしないといけないんですね」

母親が微笑んだ。

「主人が穏やかになりました。眉間のしわが減ったような気がします」

親に認めてもらうための頑張りが、生きるための頑張りとなる

この世界に生まれて、大切な親に認めてもらうために頑張る、その最初の頑張りが、そのまま人生の最後まで続く頑張りである。多くの人々にとって（九割以上の人々にとって）、これは真実である。

親から引き継いだ頑張りを修正するのは、最初は思春期である。親の生き方に

疑問を投げ掛け、抗議し、反抗し、一緒に生き方を変える。

結婚して子どもを育てれば、自分の子どもが思春期になった時に、再び、同じ問題に直面する。自分の思春期に修正しきれなかったものが子どもに引き継がれ、再び課題に上るのだ。子どもの思春期問題を通じて人生を見なおす。二回目が一回目と違うのは、その歳になっていると人生の先の時間よりも振り返る時間の方が長くなっているから、人生のほぼ全体が見えているという点である。

ああ、自分の生き方は生まれてからずっと変わっていないな、と思って(この世界での)生き方の土台が見えると同時に、ああ、この部分は自分は我慢してきたんだと長くかかえてきた辛さもまた見える。変わっていない生き方の基本、その上にかかえてきた生き方の矛盾、その両方が見えると、人生がまるごと見えたことになる。

第二章 娘の摂食障害が、母親の人生を回復させた

第二章は、女の子の「心の病」がテーマである。

男の子でも、女の子でも、子は親に従い、親を助けようとする。

しかし、助ける方法は男女で異なる。

酒乱の父親がいるとする。お酒を飲んで機嫌が悪くなると、母親をなじり、時には物を投げて暴れる。そんな時に、女の子は父親の側に座り、父親の機嫌をとる。一方、男の子は自分の部屋に入り、一生懸命に勉強して母親の期待に応えようとする。大きくなったら僕が助けるよ、と。

性が違うから、男の子はお母さんと同じようには生きられない。彼らは母親を支えようとして病気になる。しかし、女の子はお母さんとまったく同じ生き方をなぞることができる。だから、彼女らは母親のように生きようとして病気になる。

1　拒食症は「我慢が第一」という生き方の結果

拒食症と過食症

母親の我慢が強いと、娘はその我慢を学び取り、その通りに生きようとする。しかも、子は親以上に学んだ生き方に忠実であるから、娘はより完璧な我慢をするようになる。そして、その子が思春期になって自立しようとする時、培ってきた我慢は自立への自然な欲求を抑えて、もっと、ずっと、我慢し続けようとする。自立したいという欲求が強くなればなるほど、我慢の力も強くなる。

すると、我慢が自己目的化する。

一度、我慢が自己目的化してしまうと、最初に何を我慢してきたかは、見えなくなる。拒食症の母娘が見えなくなっている我慢は何かというと、感情を表現することの我慢である。人は、辛い、楽しい、苦しい、嬉しいなど、生活のその時々の感情を言葉にして気持ちのバランスをとり、あるいは誰かに共感してもらって、緊張をほぐしている。拒食症の母娘はそれを我慢している。だから、いつも緊張が解けない。

では、自分の我慢が見えなくなった時に、人は何を我慢しようとするのか？食べないということが人間にとって一番の我慢であり、最高の自己抑制であることは容易に理解できるであろう。だから、我慢を自己目的化した女の子は拒食症になる。

拒食症というのは一般的な言い方で、医学的には「神経性無食欲症」という。食べないのでどんどん痩せていく病気である。標準体重の二〇パーセント以上の体重減少があって、太ることへの異常な不安・恐怖心をもっていると、この診断がつく。身長一六〇センチだと、体重四五キロ以下が目安である。

当初、食べない理由は「痩せたい、きれいになりたい」という表面的な動機の下に隠されている。また、本人は「痩せ」を維持することで達成感を感じ、ランナーズハイのような精神の高揚が得られるので、活発に動き回り「我慢」は見えない。

しかし、進行していくにつれて、誰が見ても骸骨のようにやせ細った手足は明らかに異常な印象を与えるようになる。「体に悪いからちゃんと食べなさい」という親や周りの助言を、彼女たちはまったく受け入れようとしない。身長が一六〇センチで、体重が四〇キロをきり、三〇キロに近づくと危険である。最後には体力を失い、倒れてしまうこともある。

拒食症と近い疾患に過食症がある。正式には「神経性大食症」という。これはいわゆる「食べ吐き」（過食嘔吐）、つまり大量の食べ物を一気に食べ、その後に吐く、を繰り返す病気である。体重は標準の範囲内である。食べない＝我慢＝自己抑制と、その破綻＝自棄＝過食とが交互に現れる状態だ。食べない時間は、拒食症と同じ心理状態になる。その後、一気に反対側に揺れて、過食する。そして、食べてしまったことを後悔して、自分で吐く（自己誘発性嘔吐）。肥満への恐怖が基盤にあることは拒食症と共通である。

拒食症（神経性無食欲症）と過食症（神経性大食症）の二つを合わせて「摂食障害」という。共通の心理機制は「我慢」である。摂食障害は、多くは拒食症で始まり、途中から過食症に移行する。この変化の背景には心理的な発達と親子関係の進展がある。

以下、ここでは通称である拒食症、過食症を用いる。

娘の拒食症が治った後、母親が「うつ病」になった

平井由希子さんは四八歳、経理の仕事をしている。二〇歳の一人娘理沙さんと二人暮らしである。

三年前のある日、高校生だった娘が急に食べなくなった。体重はみるみるうちに三四キロまで落ちた。身長は一六一センチだったから、誰が見てもガリガリ、骸骨のようになってしまった。娘の異常な痩せ方にびっくりした由希子さんは、拒食症の本を数冊買って勉強した。そこには、「拒食症は家族の病気である、母娘問題が根底にある、母親が変わらないと治らない」と書いてあった。娘を精神科に連れて行き、由希子さん自身もカウンセリングに通った。そして、二年間の「闘い」の後に娘の病気は解決した。

今、娘さんは元気に働いている。

由希子さんが私のクリニックを受診したのは、八月のある暑い日だった。目的は「うつ病」についてのセカンドオピニオンであった。

その年の二月から急に仕事が忙しくなって、体調を崩したという。間もなく夜眠れなくなり、意欲が消え、少し痩せた。それでも頑張って五月に仕事の山は越したが、体調は戻らず、気持ちも沈んだままだった。同僚に勧められて会社の近くのメンタルクリニックを受診すると、「うつ病」と診断され、抗うつ薬と睡眠薬が処方された。しかし、七月になっても、症状は改善せず、快活で前向きな由希子さんは戻ってこなかった。

「うつ病で三カ月ほど治療しているのですが、まだよくなりません。友人に『セカンドオピニオンを考えてみたら』と言われて受診しました」と由希子さんは話し始めた。

私は、ここ半年間の経過と症状の消長を詳しく聞いた。

確かに、今年の春頃にはうつ病の症状が強く出ていたようである。しかし、それは自然と改善に向かって、由希子さんがメンタルクリニックを訪れた五月の頃には「うつ病」は軽くなっていた。むしろその頃は、心身ともに慢性の疲労が蓄積した状態（疲弊状態）だったと考えられた。その時に抗うつ薬を飲み始めて、さらに体調を崩した。そのように私には読み取れた。私は確認のために質問をした。

「五月に抗うつ薬を飲み始めた時には、薬は効きましたか？」

「いいえ、あまりはっきりしませんでした」

「むしろ体がだるくなったりはしませんでしたか？」

「ええ、それはありました。最初は少しふらつきました」

「その頃は、朝と夕方とでは、どちらが気分が沈んでいましたか？」

「今もそうですが、午前中は少し元気があります。午後からどんどん落ち込んでいって、夕方はもうだめという気持ちになります」

私は質問を続け、次のような状態を確認した。つまり、服薬による気分の改善が確認できないこと、言い換えると、抗うつ薬の主作用が現れず、副作用（だるさ）だけが出ていること、抑うつ感より疲労感が前面に出ていること、一日の中で疲労感・抑うつ感の出現パターンがうつ病と逆になっている（うつ病では午後より午前中が悪い）ことなどである。私は結論を伝えた。

「セカンドオピニオンということですので、単刀直入にお話しします。うつ病は五月頃には自然に軽くなっていて、今は『うつ病』というより慢性の疲労状態と理解したほうがいいと思います」

私は、うつ病と疲労状態との違いを、由希子さんのこれまでの経過に沿って説明し、また薬の効果についての意見も伝えた。由希子さんは熱心に耳を傾けていた。説明が終わると、

「そうですか、なんか安心しました。分かりました」と安堵の表情を見せた。

そして、聞いてきた。

「これから、どうしたらいいんでしょうか？」

「簡単に言うと、薬を減らして、ゆっくりすれば体調は少しずつよくなると思います」

彼女は私のクリニックに通うことになり、薬の減らし方を説明してその日の診察を終えた。

二週間後。

「薬は結局全部止めてしまいました。体は軽くなって、気持ちも少し楽になりました」

「いきなり全部切ったんですか？」

「ええ……すみません」

「そうですか、楽になってよかったですね」

「ええ、よかったです。でも、気持ちはまだ前向きになれないんです」

「それはしばらく時間がかかるかもしれません。今は休むことが大切です。ゆっくりゆっくり進んでください。今まで少し飛ばしすぎの人生だったでしょうからね」

「えっ、どうして分かるんですか？」

「前回、お仕事のやり方を聞いていてそう思いました」

「こんな時は先を急がず、のんびりして、気持ちを整理していくといいですよ。でもその『ゆっくり』がなかなか難しいのですが……」

由希子さんは、しばらく体調と仕事の話をして時間になった。

「ところで、こちらではカウンセリングもやっていると聞いたので、通ってもいいですか?」

「ええ、もちろんよかったらどうぞ。気持ちを整理するにはプラスになると思いますよ」

こうして平井さんの人生で二度目のカウンセリングが始まった。三年前は娘のために、そして今回は自分のためのカウンセリングになるはずだった。


「お母さんは自分を生きていない、お祖母ちゃんを生きている」


新しくカウンセリングが始まり、由希子さんは自分の人生を語った。当然、娘さんの病気にも話が及んだ。それは由希子さんの人生にはとても大きな出来事だったからだ。娘の拒食症と治療の経過を一通り語り終わって一段落した時に、私は簡単な感想を伝えた。

「そうですか。いろいろあったんですね。娘さんはよくなってよかったですね。

拒食症は、お母さんが治してあげないとね。拒食症を治すのは一〇〇パーセントお母さんの力ですね」

由希子さんは、一瞬戸惑った顔を見せて、黙りこんだ。

それからしばらくして、急に目に涙を浮かべた。

「あっ、すみません……」と彼女は言った。

娘さんとの「闘病生活」の二年間を思い出したのだろうか。しばらく間を置いて由希子さんは話し始めた。

「今、思い出しました。三年前に、娘が食べなくなった時に、こう言ったんです。『お母さんは自分を生きていない、お祖母ちゃんを生きている』って……。そんなことを言われたのを私は忘れていました。でも、今はっきり思い出しました。娘はそう言って食べなくなったんです」

「……そんなことを娘さんは言ったんですか」

「あの時、娘が何を言っているのか、私には分かりませんでした。でも、今、急に思い出しました……。

あっ、もう時間ですね。今日は違うことを話そうと思ってきたんですが、娘のことで終わってしまいました」

　第一回目は、そうして終わった。

母親から教わった我慢を娘は生きようとする

　二週間後のカウンセリング。

　由希子さんは不思議な体験を報告した。

「前回、カウンセリングの帰り道で不思議なことが起こりました。

　私は駅に向かって歩きながら考えていました。

『お母さんが治してあげないとね。一〇〇パーセントお母さんの力だね』という先生の言葉が頭に残っていました。それから、娘の病気はもう治っているのに、どうして私は三年前の娘の言葉を思い出したんだろう？　その言葉を思い出した時、どうして泣いたんだろう？　と考えていました。

　気持ちは穏やかでしたが、悲しい気持ちが込み上げてきて、また涙がにじんできました。

考えることは止めにして、ぼんやり歩いていました。

そうしたら、なにか周りの景色が遠くに見えてきて、私はぽつんとそこに残されたような感じになりました。物はいつもよりくっきり見えていました。

それから急に、走馬灯のように娘とのことが頭の中を流れ出しました。娘が産まれた時のことや娘の小さい頃の記憶です。

娘が小学校三年生の頃、学校が終わるといつも私の職場に来ていました。子どもの足では多分一時間くらいかかる距離でしたから、よく歩いて来たと思います。六時に私の仕事が終わるまで近くの小学校で遊んでいました。その小学校は隣の学区ですから友だちはいなかったはずで、一人で遊んでいたと思います。時間になると娘は会社の前で待っていました。そして、私の姿が見えると駆け寄ってきました。その光景がはっきり見えました。私は夕食の買物、食事の支度、明日の仕事の準備……と、これからのことを考えていて、駆け寄ってくる娘の顔を見ていませんでした。娘は横から私を見上げて『お母さん、今日学校でね……』と何かを話し始めるのですが、私の頭は家事と仕事のことでいっぱいで、聞いていませんでした。娘はそのうち黙ってしまって、私の後をついてきました。

仕事でも責任があり、残業で遅くなることもありました。そんな時は職場の前で長く待たせてしまったけれど、娘は文句を言ったことはなかったです。にっこり笑って待っていました。

私はことごとく娘の気持ちを聞いてあげられなかったんだな、と思いました。親子二人が歩いていく姿が見えていました。私はちょっと早足で、娘はちょこちょこ駆けたりしながら私の後をついてきました。

あの頃、私はいつもピリピリしていました。

娘が小学校五年生の時、運動会で転んで怪我をしました。私は運動会には行ってやれなかったんです。帰ってきて包帯の巻いてある足を私に見せて、『痛くないよ』と言いました。

三年前、高校一年生の時に拒食症になった娘、骸骨のように痩せている姿を思い出しました。ぎょろっと飛び出した大きな目でした。心配する私をまったく意に介さず、明るく振る舞っていました。

あっという間に十数年の時間が流れました。

ハッと気がついたら駅まで来ていました。

不思議な体験でした」

脳の中で、記憶はその時々の感情とリレーションをもって保存されている。楽しい感情や悲しい気持ちと、その時に起こった具体的な出来事がつながっているのだ。もし、何かの理由でその当時の感情が表現されないままに抑圧されていたとしたら、それと関連する記憶もまた抑制されていて、想起されることはない。カウンセリングで感情の抑圧が緩められると、記憶がもどってくる。感情が流れて一気に記憶が回復すると、それは「走馬灯」のようになる。

「それから家に帰ってぼーっとしていたら、娘が帰ってきました。私が夕食の支度もしないでいるので、『あれっ？　お母さんどうしたの』と不思議そうに聞いてきました。娘の穏やかな目をみて小学生の娘をまた思い出しました。この子は必死で生きてきたんだなと、とても愛おしく思いました」

由希子さんは一通りの報告を終わると、私に質問した。

「先生、この間、『一〇〇パーセントお母さんの力だね』とおっしゃいましたが、あれはどういう意味ですか？……私は拒食症の勉強をして自分が変わらないといけないと思って、あまり娘にあれこれ言わずに、待つようにしました。彼女に任せようと思いました。（前の）カウンセリングでも私が過干渉だと言われました。母娘の距離が近すぎるから、娘は自立できないんだって、それが拒食症の原因だから子離れしないといけないと、そう勉強もしました」

「そうですか。それもあるかもしれません。子離れもいいと思います。でも、逆のこともあるんですよ。つまり、母娘の距離が遠すぎるんですね。違う言い方をすれば、娘さんに対して真面目すぎるんですね……」

由希子さんは、「えっ？」という驚いた顔を見せたが、黙って聞いていた。私は続けた。

「今回のお母さんの不思議な体験、とても面白いですね。娘さんと近づいた感じがしませんか。『とても愛おしく思った』とおっしゃったのがその感じだと思います。病気のことをあんまり真面目にどうこうしようとか考えないでください。子どもの病気っていうのは、お母さんがギューーッと愛情込めて抱きしめてあげればすぐ治るんですよ。それでね、お礼を言うんです。『ありがとうね。あなたのお陰でお母さんは子育てが楽しかった』とか、そんなことです。そういう意味で、『子どもの病気は一〇〇パーセントお母さんですよ』と言ったんです。お母さんが愛おしく思ったから、それで治ったんです」

由希子さんは娘が三歳の時に離婚した。仕事をしながら子どもを育てた。

「私が自分のことで手いっぱいで、娘の気持ちを聞いてこなかったんですね」

「それはあるでしょうね。でも、お母さんは仕事で忙しかったから仕方がないでしょう。生活を支えるのに大変だったでしょう。それは娘さんも理解していたと思いますよ」

「でも、じゃあ……、何が悪かったんですか?」

「別に何も悪いことはなかったと思いますよ」

「…………」

「娘は私がいつも忙しくしていたので、遠慮して甘えたいのを我慢していたのでしょうね」

「そうですね。お母さんのために我慢したのはあるでしょうね」

「私は気がつかなかった……可哀想なことをしました」

第二回目のカウンセリングは終わった。


お母さんから教わった我慢を子どもは生きようとする。

夕方、母親の仕事が終わるのを待ちわびていた。お母さんの姿をみつけて嬉しくなって駆け寄って話しかけた。でも、お母さんはまだ忙しそうだったので話すのを止めた。

「お母さんは仕事が終わっても忙しいのだ。まだまだやることがあるのだ。そうだ、まだまだだ。自分もまだ我慢が足りないから頑張ろう。お母さんを助けないといけない。自分もこれからまだ家まで歩いて帰らなければならない」

そう思い直して彼女は母親の後をついていった。さびしくても、「お母さん、私のほうを見て」と言い出せずに飲み込んだ。お母さんの生き方をなぞり、引き受け、一緒に歩こうとする。

「自分のことしか考えていなかった。それで子どもの気持ちを聞けなかった」と、由希子さんは言った。娘が病気になったのは私のせいだと母親は自分を責める。取り返せない時間を振り返るのは辛いが、しかし、これはとても良い「後悔」である。なぜなら、それをきっかけに母親は娘に向かい合うからだ。拒食症の本を読み、カウンセリングに通い……と一生懸命な母親の姿を見て、娘の理沙さんは嬉しかったに違いない。小さい頃からなかなか振り向いてくれなかったお母さんが、自分のほうを見ようとしている。由希子さんは二年かかってこの作業をこなした。だからこそ、理沙さんももう病気を「止めた」のであろう。

しかし、母親が後悔する段階は、摂食障害の回復過程から言えば、まだ道半ばである。

摂食障害の回復過程をまとめると四つの段階があり、親の後悔はその第三段階にあたる。由希子さんはこれから第四段階に入ろうとしていた。

2　互いの我慢がとれて、母と娘の人生が回復する

摂食障害が回復する四段階

［第一段階］単なる思春期のダイエットと思っている時期。

娘が極端に痩せ始めた時に、母親が「病気」だと認識するまでには多少時間がかかる。美容のためのダイエットと自己抑制の「証」としての拒食は、最初の段階では区別がつかないからだ。二つとも「我慢を課す」ということでは同じだ。この段階では、本人も親もダイエットに成功していると思っている。成功によって本人は自信を持ち、自分に満足している。だから彼女は、快活で明るい。「ちょっと痩せすぎじゃない」くらいの会話が交わされる。

［第二段階］親が病気と認識する段階。

痩せが極端になってきて明らかに異常と分かる。母親は、拒食症、摂食障害と

いう病名を知り、治療を促す。しかし、この段階では親は、拒食症をインフルエンザや胃潰瘍と同じように、専門の医師にかかれば治る病気だと考えている。一方、本人は治療を拒否し、痩せれば痩せるほど、さらに自信に満ち、快活になっている。同時に心の中では「まだ太っている。まだ（我慢が）足りない」と自分を責めている。親子がまったくすれ違っている時期である。

［第三段階］病気の原因が親子関係に由来すると理解する段階。

この病気は親子の心の問題を解決しなければ治らないと、母親が認識を新たにする。同時に、「私の育て方が悪かったのかもしれない」と後悔の気持ちをいだく。だいたいこの時期に一致して、娘は拒食症（神経性無食欲症）から過食症（神経性大食症）へ移行する。極端な拒食で倒れてしまう危険は和らぐ。母親は医療機関や専門機関で相談を続けながらも、自分で本を読み、カウンセリングに通ったりする。多くの親は第二段階で精神科を訪れ、第三段階に到る。母親の理解が進むと、子どもの症状はいくぶん和らぎ、この段階で問題が終息することも多い。

［第四段階］母親が自分の生き方を振り返る段階。

子は親の生き方を引き継いでいるから、子どもの極端な自己抑制の原因は母親の生き方に源がある。母親と一緒に生きようとしている娘の辛さがとれるためには、母親自身の辛さが解決されなくてはならない。そう気づいて母娘ともに回復する。

言ってほしかった言葉は、「ごめんね」ではなく「ありがとう」

三回目のカウンセリングで、由希子さんは話し始めた。

「あれから、娘のことをいろいろ考えたり、思い出したりしていました。幼稚園の頃のこと、中学生の娘のことも思い出しました。

やっぱり娘には可哀想なことをしました。娘と二人だったから、娘のことは分かってきたつもりでしたが、娘に我慢させてきたんですね」

「そうですね。娘さんが我慢してくれたんですね」

「私のために我慢してくれた」

「よかったですね」

「えっ？　よかった……？」と由希子さん。

短い沈黙の後、私が続けた。

「ええ、そのお陰で親子とも生き延びてこられたからです」

「あっ、そうですね。娘のお陰でここまでこられた……」

「生活するって大変なことですからね」

「ええ、私が娘に支えてもらったんですね」


親が子どもに頼ってきた関係が見えれば、それは認識の大きな前進だ。多くの親は、子が親を頼り、親が子どもを育ててきた側面だけを見ている。しかし、一緒に生活している家族なのだから、たとえ子どもがまだ言葉を話せない赤ちゃんであったとしても、親は子どもに頼り、子どもに助けられている。おっぱいをもらって満足している赤ちゃんの顔を見て救われるのは母親だ。赤ちゃんほど母親の存在を全身で認めてくれる存在はないだろう。だから、親子が頼り、頼られているのはとても自然な家族の関係だ。

「私、自分のせいで娘が病気になったと思って自分を責めてきました。それはその通りなんですけど……。『あなたが病気になったのは私が悪かったからだ』と私があやまると娘は嫌な顔をしていました。『あやまればいいってもんじゃない！』と怒りました。あやまって欲しくないとも言っていました」

「問題は、お母さんが子どもに頼ったことじゃなくて、娘さんにお礼を言っていないことですよね。お礼を言われないんで理沙さんは『まだまだ、もっと頑張らないと』と思って、自分の緊張を解けなかったのでしょうね。『ごめんね』と言われたら、もっと頑張りますよ。『ありがとう』と言われれば、やっと一休みできます」

「そうですね。……娘はそう言って欲しかったんだ」

「子どもって、そういうものですよ。物事の本質をちゃんと見ています」

母親と一緒にいた記憶がないのは我慢していたから

四回目のカウンセリング。

「先週の土曜日に娘が夕食の準備をしていたので、『ありがとう』と言ったら、娘はびっくりしていました。このところ娘も穏やかになってきた気がします」

そんな報告をした後に、由希子さんは自分のことを話し始めた。

「私、小さい頃、母と一緒にいた記憶がないんです……。

母は農家に嫁ぎました。父は八人兄妹の長男でした。大きな家で親戚の人とか近所の人とか、いつも大勢の人が出入りしていました。

私が小さい頃、母とは話ができなかったです。母は大きくて暗い台所でいつも働いていました。私が記憶する母はいつも後ろ姿です。食事の時も父親とか男の人が上座で、女の人と子どもは別でした。母は動き回っていましたから、一緒にご飯を食べたことはなかったです。叔母さんが私の面倒を見てくれていました。母はお茶の出し方とか料理の仕方で、よく祖母に叱られていました。

小学校は遠かったです。一人で歩いて通いました。

私が三一歳で離婚して、娘を実家に連れていった時に、『温かい家庭を知らなかったから、こうなったんだ』と母に言ったら、『そうだね、ごめんね。悪かったね……』と母があやまりました。

私は『今更、もういいよ』と言いました。

もうどうにもならないことを言われても仕方ないし、お母さんも大変だったんだから……とその時は思いました。でも、今、自分がやっぱり我慢してたのだと分かりました。その時だけじゃなくて、小さい頃から我慢してました。父が仕事から帰ってきて母を怒鳴りつけていました。その時、私も泣きました。家ではビクビクしていて、怯えていました。いつもお母さんは大丈夫かなと後ろ姿を追っていたのを思い出しました」

話が一段落したところで、私が質問した。

「あなたが離婚した時にお母さんに文句言ったら、『悪かったね』と言われたんですね。そんなことがあったんですね」

「ええ、急に思い出したんです。どういう話でそうなったのかは思い出せないんですけど……。

娘の拒食症がひどい時に『お母さんが私をこういう人間にしたんだよ！』と娘は何度も言って、私を責めました。それと同じだと、今、思い出しました」

「娘さんからは、だいぶ言われましたか」

「ええ、夜になると私を起こしに来て、寝かせてくれないんです。私は翌日仕事があるんですが、我慢して聞いていました。

何度もあやまりました。でも、私はそれ以上、何と答えていいのか分からなかったんです。黙っていたら『お母さんがそういう態度をとるから、私はまたおかしくなるんだ』と言われました。あの頃、いろいろ勉強したけど、子どもを受け入れなさいと本には書いてあったけど、どう答えていいかは書いてなかった。カウンセラーに聞いても受け入れなさいとだけ言われました」

「そうですか。今なら、何と言ってあげたらいいか、わかりますよね」

「ええ、本当に……」

「あなたが離婚してお母さんを責めた時も同じですね」

「ええ……」

記憶を探り、その時の情景を思い出す。謝罪の言葉じゃなくて、我慢してきた自分の気持ちを分かって欲しかった。

由希子さんは涙を浮かべた。

静かな時間が流れる。

「そうです。『苦労かけたね。頑張ってくれて、ありがとうね』って、そう母が言ってくれれば、私も気持ちが楽になったはずです。ああ、分かってくれたんだって……」

「そうですね。やっぱり親に分かってもらいたかったんでしょうね」と私が言い終わるのを待たずに、由希子さんは涙をおとしていた。

我慢させてしまった理沙さんを思っての涙だろうか、我慢してきた自分への涙だろうか。私には分からなかったが、しかし、この二つは同じ涙である。

自分が母親に返して欲しかった言葉、聞いてもらいたかった気持ちが見えて、自分の娘に伝えられなかった言葉、聞いてあげられなかった気持ちが見える。親子は入れ替わり、初めて由希子さんは母親らしい気持ちで娘の悲しみを見ることができた。それぞれ、子どもらしい子どもになり、親らしい親になる。親子の交流が成立する。これで理沙さんの摂食障害は完治する。

精神科医にも、カウンセラーにも、心理士にもできない、母と娘だけができる治療である。

娘から教えてもらう人生の安心感

五回目のカウンセリング。

「前回、カウンセリングの帰りに同じ道を歩いていました。ああ、ここで娘のことを走馬灯のように思い出したんだなって考えていたら、また景色が遠くに見えたような気持ちになって、今度は自分のことをたくさん思い出しました。

小学生の時に毎日学校に通った道、暗くて大きな家、布団を敷いた部屋の畳の匂い、母に手を引かれて行ったお祖母ちゃんの家のこと……。お祖母ちゃんのところにはめったに行かなかったのですが、あの時は母と二人だけで行ったんです。すごく嬉しかった。バス停からずいぶん歩くんです。夏だったのでしょう。乾いて白くなった道が続いていました。遠いほうがいいな、ずっと歩いていたいなと思っていました。それを思い出しました。

そんな思い出に浸りながら、家に着きました。もう一〇年以上娘と暮らしている部屋を見て、『ああ、自分たちはここに住んでいるんだ』って人ごとのように見えました。自分の喜怒哀楽がなくなっている感じでした。しばらく静かにしていたら、感情がなくなっているんじゃない、と気づきました。自分の中にあった激しかった感情が消えて、穏やかな気持ちに変わっていたのです。それが分かりました。そういえば、私はいつも何かに怒って、焦って生きてきたんだなって思いました。怒りが消えて穏やかでした」

生きなければならない。頑張らなければならない。それは人が誰でもかかえている強い感情、怒りをも含んだ根源的な感情である。

辛い生き方を背負っているとその怒りの部分だけが強くなって、他の穏やかな感情が相対的に抑制されてしまう。怒りと他の感情の配分は「この世界」に適応していく時に、決められる。成人期になって配分が固定すると、そこからあふれた「感情と出来事の記憶」は意識の下に消し去られる。途切れた記憶は失われた感情である。子どもは時々、変なことを覚えている。それはまだ感情の配分が固定されていないからである。

人が生き直す時、感情の配分が変わり、そぎ落とされた感情が復活し、記憶が回復する。

「気がつくと部屋が薄暗くなっていました。娘が帰ってきました。私は部屋をきれいにしておかないと気が済まなくて、散らかっているといつも娘を叱ってきたんですが、『お母さん、どうしたの？　あらーこんなに散らかしたままでいいの？』って娘が言いました。私が『ああ、いいのよ』と言ったら、娘がすごくびっくりした顔をしていました。

それから、私は新しくカウンセリングを受け始めていること、いきなり娘の小さい頃を思い出した不思議な体験と、その日、私が思い出した自分の小さい頃のことを娘に話しました。最初は娘は、『やっと分かったか』みたいなことを言って口を挟んでいたのですが、そのうち静かに耳を傾けてくれました。『いろいろあって、あなたに支えられて、お母さんもここまでこられた。ありがとうね……』

そう言えました。娘も泣いてくれました。

いつの間にか部屋が暗くなっていました。オレンジの夕陽が窓から差し込んできました。娘が立ち上がって電気をつけました。『ふーん、よかったね、お母さん。元気になったね』と言ってくれました。

あの日の夕方から、私の中に温かい気持ちが続いているんです。

この二週間、いろいろ考えて、思い出していました。私は本当に娘に頼ってきたな、娘を友達みたいに思ってきたんだな、小さい娘にそれは可哀想だったな。私はいつも温かい気持ちを我慢してきた、緊張してきた、怒ってきたんだと思いました」

由希子さんが語り終えた。

私が感想を伝えた。

「温かい気持ちが湧いてきてよかったですね。あなたがずっと欲しかったものでしょうか」

「ええ、そうかも知れません。自分の中から緊張と怒りが消えて穏やかになりました。そうしたら、初めて私の怒りは『私のことを聞いて、私を分かって！』という怒りだったと分かりました。娘にもそれを言ってきたと思います。お母さんは忙しいんだから、分かって。明日の仕事の準備もあるの、分かって。まだやることあるんだから、分かって……と言ってきました。娘は分かってくれて我慢してきたのです。やっぱり、申し訳なかった」

次のカウンセリングで由希子さんは、体がとても楽になった、夜もぐっすり眠れていると報告した。うつ病を契機に表面化した人生の「慢性的な疲労」がとれたようである。

子の思春期問題を通して自分の人生を振り返り、長くかかえてきた心の矛盾を取り除く。子の病気に促されて自分の心を広げる。それは母娘が同じ「生き方」を共有してきたからこそできることである。

第三章
虐待されて育った子は「善と悪が逆」になっている

人の心理的な発達にとって親子関係がいかに重要であり、その後の人生にどれほど決定的な影響を与えるかを述べてきた。子は親から「生き方」のすべてを教わり、理解し、自分の「生き方」を作り、自立する。

これまで第一章、第二章と分析してきた親子関係は、多くの読者、おそらく九割以上の方がそのもとで生育してきた親子関係と共通のものである。心理学で言われている四つの心理発達段階が通用する親子関係である。これを「普通の」親子関係と分類する。

「普通の」親子関係の特徴は何かと言うと、親子が心理的に共通の理解（共通の心理システム）を持っていて、さらに、それが社会の理解とも一致していることだ。本書の冒頭で心理システムとは、人とのつき合い方、人生観や、善悪を判断する倫理観などの機能であると述べた。それが親子で共通、社会とも共通だということである。共通の心理システムが出来上がったのは、子が、生まれてから学童期の終わりまでに熱心に親の生き方を取り入れてきた結果である。共通性があるからこそ、親子は阿吽《あうん》の呼吸で理解し合い、思春期の子どもの訴えは親の「生き方」の奥深くまで届いたのだ。

一方、これから述べる第三章、第四章の親子関係は「特殊な」親子関係である。そのもとで育った子どもたちは、親と共通の心理システムを持っていない。また社会とも共通性がない。社会の九割の「普通の」人たちとは異なった理解を持ち、「この世界」をまったく違う視点から見ており、人生観や善悪の感じ方も異なっている。

彼らの話に耳を傾けると、逆に、「普通」が何であるかも見えてくる。

この章では、虐待を受けて育った子どもたちの心を追っていく。

1 虐待を受けて育った母が、子どもを追いつめる

児童虐待の分類とその原因とは

児童虐待は、親の不満、怒りのはけ口が子どもに向かってしまった結果としておこる。子どもが親のかかえている心の問題の「犠牲」になる。まだ「この世界」での生き方を知らない子どもは混乱し、自分は歓迎されていないと理解し、生まれてきたことを後悔し、産んでくれなければよかったのに、と思う。最初から否定された人生が始まる。

児童虐待の内容は、通常、以下の四つにわけて考える。

（1）身体的虐待

文字通り子どもの体に危害を加える行為である。しつけと称してたびたび殴る、

蹴るなどの暴力を続ける。タバコの火などを押しつけたり、戸外に長時間しめだす、立たせておく……などである。

例えば、私が出会った子どもには叱られて三時間も寒いベランダに出されていた女の子がいたり、台所で許されるまで何時間も正座させられた男の子がいた。

（2）性的虐待

子どもに性的いたずらや性行為をしたり、子どもをポルノグラフィーの被写体にするなどである。

（3）心理的虐待

無視する、拒否的な態度をとり続ける、激しく罵声を浴びせ続ける、言葉によるおどかし、脅迫。同胞間《きょうだい》で差別扱いをして一方を心理的に追いつめる、などである。

（4）ネグレクト（養育の放棄・怠慢）

子どもに適切な衣食住の世話をしないで放置する。病気なのに医師にみせない、乳幼児を家に残したまま外出する、学齢期なのに学校に行かせないなどがある。

ある高校生が話してくれた。母親を怒らせると三日間くらい食事が出てこなかった、だからいつもびくびくして生活していた、と。

児童虐待の原因は大きく分けて、二つある。

第一は、親に「精神障害」や「発達障害」がある場合である。障害ゆえに親が子を十分にケアすることができない。多くの場合はネグレクトが起こる。また性的虐待になることもある。行政の窓口や児童相談所に寄せられる虐待の相談、「通報」（被虐待通報）にはこういった家庭事情を背景にしている場合がある。

第二は、これから本書で取り上げる親の心理的なストレスが原因で起こる児童虐待である。例えば、母子だけで孤立して生活していると母親のイライラが子に向かってしまう。また、虐待されて育った子が母親になって、今度は自分の子を虐待するといった「世代間の連鎖」が問題になるのはこの場合である。

二つの原因をきちんとわける必要がある。なぜなら対応の仕方がまったく異なるからだ。第一の場合は、親の「障害」の治療が優先される。それを行わないと虐待はなくならないし、程度が激しく子に危険が差し迫っていれば、子どもを親から一時的に「分離」（母子分離）する必要も出てくる。一方、第二の場合は、親のケースワークや心理的なケア（カウンセリング）が重要になる。

娘を叩きだすと止まらない……

二八歳のママは優希さん。三歳になる娘の菜奈ちゃんと二人で暮らしているシングルマザーだ。優希さんは四カ月前からクリニックに通っている。通い始めたきっかけは、市の「子育て支援センター」からの紹介だった。

優希さんの登場はセンターとしてはちょっと異例だった。

まず、アパートの隣人から子育て支援センターに匿名の通報（被虐待通報）が入った。「親が子どもを叱る怒鳴り声が毎日のように続いている。心配だ」という内容だった。センターの職員が慎重に調査を始めようとしていたところ、通報の数日後に、窓口に若いママが相談に現れた。

「三歳の娘のことで悩んでいる。子どもを叱り始めると止まらない。叩いてしまう……」とそのママは話し始めた。通報者の住所と窓口に来た女性の住所が一致していた。

相談員が優希さんの面接を始めた。

相談内容の話し方や、質問に対する受け答えから、彼女がしっかりした女性であることはすぐに分かった。優希さんには「精神障害」も「発達障害」もなく、心理的な理由による虐待相談と判断できた。相談員はこれまでの経過や菜奈ちゃんの様子、優希さんの悩みを聞いて、一緒に考えていこうと約束した。

それから優希さんの同意を得て、保育園と連絡をとってみた。

保育園では菜奈ちゃんはとてもいい子だった。他の子にオモチャを取られても「いいよ、いいよ」と譲ったり、給食も見本にしたいくらいにきれいに食べているという。しかし、菜奈ちゃんには時々顔に痣《あざ》らしいものがあったのと、妙に聞き分けがいいので保育園でも「もしかしたら……」と考えたことはあったらしい。事情が分かってきたところで、母子担当の保健師さん、保育園の保育士さん、支援センターの職員が連絡を取り合って彼女を支えていくことになった。その一環で「母親のカウンセリング」が必要だろうと、私のクリニックに紹介されてきたのである。

クリニックでの最初の診察。

優希さんは「三歳の娘を叩いてしまうので……それで相談に行ったらこちらを紹介されました……」と話を始めた。これまでの経過や菜奈ちゃんのことなどを話してくれた。三〇分ほど聞いた後、今度は私が質問して最近の生活や生育歴などを聞き取った。そして、診察の最後に私は助言を伝えた。

「焦らずに、ゆっくりと自分の気持ちを整理していくことが大切です。自分のことが分かってくれば楽になります。そうしたら、菜奈ちゃんともっと仲良くなれますよ」

彼女は、ていねいに礼を言い、二週間ごとにクリニックに通うことになった。

クリニックでの一回の診察時間は短いけれども、何度も顔を合わせているうちに、優希さんは少しずつ自分の本音を言えるようになっていった。

二カ月ほどたったある日の診察。

「昨日、朝ご飯の時に菜奈は遊んでいてなかなか食べようとしなかったんです。何度も注意しているうちに私は逆上してしまって、菜奈を叩いてしまいました。

そうしたら、菜奈は『ママの言うことは聞かない、悪い子止めない』と言うので、私はカッとなって首を絞めて、『だったら死んでいなくなっちゃえばいい！』と怒鳴ってしまいました。

菜奈は『うん、いいの。菜奈ちゃんはもういないない。死ぬ』と言って、頭を壁にゴンゴンぶつけ始めたんです。私が、『止めなさいっ！』って大声で怒鳴ったら、菜奈は壁に向いたままじっと動かなくなりました。

部屋の中が急に静かになりました。

その時に、自分が初めて死のうと思った時の、小学校の記憶が蘇ってきました。冬の寒い日で外は暗かったです。理由は覚えていないのですが、母親から叱られて家から出されました。冷たいコンクリートの階段を降りて団地の入口のところに立っていたら、駅のほうから踏切の警笛が聞こえてきました。あの遮断機の下をくぐり抜けるのは簡単だ、怖いけどすぐ楽になるはずだ、と子どもながらに思いました……。

それから、はっと我に返ったら、菜奈がいないのでびっくりして、あちこち探しました。菜奈は大通りに出て、歩道の端に立っていました。『何やってんの！

帰ってらっしゃい！』と私はまた怒鳴ってしまいました。菜奈は何も言わずに、私の後をついてきました……」

語り終えた優希さんはうつむいていた。

「そうでしたか。見つかってよかったですね」と私が言う。

「先生はよく話を聞いてくれるんですね」

「そうですか」

「ええ、私の話をじっくり聞いてくれます」

「…………」

「先生は、こうしたらいいとか、ああしたらとかアドバイスはしないんですね」

「しないことはないですけど……。アドバイスがあったほうがいいですか？」

「いいえ、聞いてくれるだけで嬉しいです。

こっちに引越してくる前に、市役所の福祉の人に何度か相談に行きました。話は聞いてくれるんですが、私が子どもを叩いてしまって辛いと訴えると、いつも最後には、『じゃあ、児相（児童相談所）に（子どもを）一時預けしたらどうですか』と言われてしまうんです。そう言われるとかえって辛くなるんです。なんか、事務的に処理された感じになります。

あなたじゃなくても子どもは誰かが育ててくれる、と言われているみたいで……。私はいないほうがいいんじゃないかと思ってしまいます。

私が、ここで苦しみながら生き続けている意味って何？　って思いました。

それから福祉の人には連絡をとらなくなりました」

「耐えるのが私の存在感の拠りどころだった」

優希さんは虐待を受けて育った。そのことを彼女はあまり話さなかった。しかし、語られた断片的なエピソードは次のようであった。

小学生の頃、家で骨折したことがある。

風呂場の冷たいタイルの上に何時間も正座させられ、泣いたら頬をパチンと叩かれた。

母親に殴られて、鼻血が出て、浴槽に首を突っ込まれて、お湯が赤く染まった。

それから裸で外に出された。

熱があってもお風呂には入らなければならなかったし、食欲がなくても食べなければならなかった。

中学生の時、真夜中に急に「部屋が汚い、掃除をしろ」と起こされた。きれいにできないと叱られた。

人は自分を主張して、自分の存在を確認する。

例えば、「お腹が空いたよ」、「眠いよ」、「あれが欲しいな」……が自己主張である。この世界に生まれて初めての自己主張を認めてくれるのは「母親」である。お腹が空いてギャーと泣いてお乳をもらい満足する。主張を受けとめてもらえると「自分はここにいていいんだ。歓迎されている」と思える。その積み重ねの上に、私たちはこの世界に生きている「実感」、「存在感」を作り上げていく。

虐待を受けて育つと、ずっと自己主張を封じられてしまうから、自分の存在を確認できなくなる。周りの誰も自分を認めてくれないから、自分がいるのか、いないのかが分からない。

菜奈ちゃんは、母親に叱られた時、

「うん、いいの菜奈ちゃんはもういいない」という言葉を口にする。

あるいは、優希さんの口からは、

「私が、ここで苦しみながら生き続けている意味って何？」と、いきなり存在の基盤を問う言葉が出る。

それほどに「生きている意味」が不安定なのだ。

「生きている意味」を自問する感覚」は誰にでもあるだろう。しかし、虐待を受けた子（人）の自問は、より日常的だし、切迫しているし、そして、乾いている。

虐待を受けた子（人）が自分の存在を確認する唯一の方法は、自分を抑えることである。自分は「我慢できているか」、我慢できていればよし、自分が「いる」ことになる。我慢できていなければダメ、自分は「いてはいけない、いない、いない」となる。

「普通の」子は、欲求を満たして、自分の存在を確認する。

虐待を受けた子は、欲求を我慢して、自分の存在を確認する。

そして、逆転した存在感は、異なる心理システムを作り出す。

我慢だけが「いる」ことの「手ごたえ」であれば、そこに「生きる喜び」は生まれない。喜びは自分の欲求を認めてもらい、満足させてもらって初めて感じるものだから。

優希さんは、この先、この世界に生きる「普通の」存在感と「喜び」の感覚を得ることはあるのであろうか。

その可能性は十分にある。

なぜなら、優希さんには、まだ母親に向かって「悪い子止めない！」と言える娘の菜奈ちゃんがいるからだ。つまり、母親とのつながりを求め、自分を認めて欲しいと訴え続けている娘がいる。その娘の存在が、母親の希薄な存在感を揺り動かし、確かな存在感と生きる喜びを知らない優希さんに、「それ」を教えてくれるのだ。他の誰にもできない、子どもにしかできないことだ。

そして、優希さんがそのチャンスを生かすためには、これからしばらくの間、彼女は自分を語らなければならない。辛い自分を語り、虐待されて、否定されてきた自分の「存在感」を知ることが、菜奈ちゃんからのメッセージを受けとめる準備となる。

二度の結婚・暴力夫・離婚裁判・夢

数カ月、通院して、彼女の以前の生活が少しずつ浮かび上がってきた。まとめると次のようになる。

優希さんは二度結婚し、二度離婚している。

二人の夫はともに「ＤＶ夫」だった。ＤＶ（Domestic Violence）、字句通りの意味は家庭内暴力であるが、「夫婦間暴力」の意味で使われている。正式には「配偶者等からの暴力」と言う。したがって「ＤＶ夫」とは、妻に暴力を振るう夫のことである。

私は、夫から暴力を振るわれて、二度、大きな怪我をした。生活費はすべて管理され、自分のお金はなかった。だから、自分で勝手に出かけたり、好きなものを買ったりはできなかった。出かける時はいつもケータイに電話がかかってきて、どこにいるのか、何をしているのかと、「監視」された。

ある時、家で、急に体がぶるぶる震えてきて、呼吸が荒くなり、動悸がひどくなった。それから何度も繰り返すので、どうしてだろうと考えて、夫の帰宅時間が近づくとそうなるのに気がついた。それに気づくまで数カ月かかった。しかし、どんな時でも玄関に夫の姿が見えると震えは止まり、きちんとできた。以前、働いていた時に、上司にきつく言われて同じ症状が出てしまったことがある。

結婚する前、仕事を転々としていた。新しい仕事に就くと、いつも「明るいね」、「前向きだね」と言われる。しばらくは仕事も楽しいけれど、慣れてきてずっと同じ人と一緒にいると、自分がそこにいていいのだろうかと不安になり、「いてはいけないのじゃないか」と思ってしまう。そのうち「もう辞めたら」と周りから言われている気がしてきて、それでいつも自分から退職した。

二人目の夫と離婚する時は、菜奈がいた。娘とは別れたくなかった。でも、夫は娘の親権を主張してきた。夫は娘に愛情なんか持っていなかったから嫌がらせだったと思う。調停をしたが解決に到らず、裁判になった。

裁判の時、夫が証言している間は怖くて法廷に入れなかった。自分の証言の時はツイタテの裏に隠れて話をした。裁判中はずっと「こんなことしていていいのか。夫ともう一度仲直りして、裁判を止めようか」と迷っていた。

その頃、夢を見た。夫が優しくて、私が一生懸命たくさんご飯を作っている。夢から覚めてがっかりした。また違う夢。私が駅で一人で切符を買おうとしていたら、夫が後ろから「俺、言いすぎちゃったごめん」と言ってきて、切符を買ってくれた。でも夫は私を置いて、一人で改札の方に行ってしまう。

ある時、弁護士さんに「できれば夫と上手くやっていきたいのだけど……」と迷いを口にしたら、「あんな冷たい人に戻ってきて欲しいの！」とびっくりされて、叱られた。私はそれ以上は言えなかったけど、心の中では「暴力を振るうのは私を愛しているからだ。いつかは変わってくれるはず……」と考えていた。

それは小さい頃から、親に対してずっと思ってきたことだった。

裁判中はいつも「死にたい、死にたい」と思っていた。自分が嫌いで、「いつまでこんな自分をしょっていくんだろう、いつまで生きていくんだろう」と思い、「早く楽になりたいから、死んじゃいたい。でも、菜奈がいるから」と思ってきた。でも、頭が真っ白になったら、そんなこと考えないかも知れない……。

いつも自分はビクビクして、人を怖がっている。その態度が人に不快感を与えているのも分かってきた。ある時、店で店員さんと話していたら向こうが感情的になってきた。怒らせてしまった。私がはっきりしないからだ。急に怖くなって、涙が出てきた。何度もあやまりながら店を出た。

ずっと感じていたことに気づいてしまった。私は存在していてはいけない人間。心細くて、毎日、自分が悪いことをしているみたいで、消えてなくなってしまいたい。

子どもの頃、童話が好きだった。人魚姫が好きで、最後は泡になって消えてしまえるといいなと思っていた。

優希さんは、ずっと人には言えなかったこと、誰にも聞いてもらえなかったことを話せるようになった。自分の本音を聞いてもらえたのは初めてだったかもしれない。であれば、彼女は生まれて初めて、自己主張を受けとめられたことになる。語って、聞いてもらって、自分の「存在」を確認できる。語る内容は辛いもの、否定的なものばかりだったとしても、話して、聞いてもらうことで自分が肯定される。初めての自己肯定の体験である。彼女はその作業を続けている。

2　虐待が止まらないのは心理システムが逆転しているから

普通の人と「善と悪が逆」になっている

虐待されて育った女性は、ＤＶ夫を選ぶことがよくある。優希さんは二度までもそうだった。

また、人から「必要としている」と言われないと、ただそこにいるだけで自分が嫌われていると感じてしまうことがある。

そして、自己主張が中途半端で自信がないので、店員さんに怒られたり、自分が雇った弁護士さんに叱られたりする。

優希さんの離婚・親権裁判は、誰の目から見ても彼女の側に「正義」があるのは明らかだ。なのに、優希さんは裁判を続けるのを迷い、自分を責め、死んでしまいたいと思い、できれば夫に戻ってきて欲しいと言う。

どうしてだろうか？

ほとんどの人には理解できないかもしれない。

これらの不可解な行動は彼女の「特殊な」心理システムに由来する。そのシステムでは「普通の」人と善悪が逆転している。

優希さんの話を聞けば、誰でも裁判に勝って、子どもを自分のものにして、DV夫と別れるほうがいい、とそう思うだろう。それが「普通の」人の考える善いことである。

しかし、彼女が考えている善いことは逆だ。それは「夫に逆らわず、夫の優しさを期待して、そばにいて耐えること」である。その反対の、してはいけない悪いことは「夫を嫌い、夫と争うこと」である。だから、彼女は裁判で争っている自分を責める。

「普通の」人が当たり前のように思っている善いことが、彼女にとっては悪いことである。「普通の」人が、「なんでそんな馬鹿なことやっているの！」と思う生き方が、彼女にとっては善い生き方である。こうした善悪が逆転した心理システムができ上がってしまったのは、小さい頃から親に否定され、「悪」しか体験できなかった結果である。

なぜそうなるかというと、次のような心の動きからである。

目の前にいる親は、暴力を振るい、ご飯も出してくれないことがある悪い親である。でも、子どもはそれ以外の親を知らない。自分が生き延びていくためには、その親に従うしかない。人は誰でも生きていこうとする。そのために必要なことを実行することが「善」である。だから、子どもにとっては、目の前の「悪い親」に耐えることが「善」であり、その逆に、耐えられずに逃げ出すことが「悪」となる。悪に耐えることが「善」で、善を求めるのが「悪」である。こうして「普通の」人とは善悪が逆転する。これを裁判に当てはめると、悪い夫に耐えることが善であり、夫と争うのは悪となる。

善悪が逆転した心理システムに生きていると、悪に耐えていると心は安定し、善を求めると不安になる。期待できないものを期待するよりは、確実なものに耐えていたほうが不安は小さいからだ。

さて、話を優希さんの裁判の経過にもどそう。

「それから三カ月間、裁判所の調査が入って私のアパートを見に来たり、子どもとの関係をいろいろ聞かれました。それは自分にとっていい結果だったようです。子育てもきちんとできていると評価されて、とても嬉しかったです。それで、判決で夫の訴え（親権請求）は却下されて、子どもと一緒に住めるようになりました。嬉しかったです。少し自分が大人になれた感じ、少し強くなった感じがしました」

裁判に勝って、「もしかして善を求めてもいいのか」と彼女は思ったに違いない。

虐待の連鎖

しかし、優希さんが本当に善悪を再逆転して「生きている喜び」を取り戻すには、もう少し時間がかかるだろう。

なぜなら、優希さんが三〇年間守り続けてきた善悪逆転の生き方、「自分を抑える生き方」「耐える生き方」は今でも優希さんの支えであり、彼女の頑張りの源だからだ。毎日の生活を維持するためにはこの頑張りが必要だ。それがなくなったら生きていけない。でも、その同じ気持ちが、実は菜奈ちゃんを「虐待」する気持ちにつながってしまう。

これが「虐待の連鎖」である。

順を追って説明しよう。

まず、人が生きようとする意欲は「善」を実行しようとする気持ちから生まれてくる。優希さんの善は「我慢し、耐える」ことである。彼女は、毎日頑張って、自分を抑え、耐えていこうと前向きになる。頑張って子育てをして、家事をして、部屋をきれいにして、自分を抑えて、子どもを可愛がろうと思う。

その彼女の生き方を、菜奈ちゃんが逆なでする。菜奈ちゃんは我がままを言ったり、我慢をしなかったり、耐えなかったり、落ち込んだり、固まったりするのだ。

すると、優希さんの中に「どうしてこの子はちゃんと生きられないんだ！」と怒りがわいてくる。

耐えて、頑張って生きるのが、いい子だ。

我がままを言って自分を主張するのは、「悪い子だ。そんな子は許せない！」

彼女が菜奈ちゃんを怒鳴る。

すると、菜奈ちゃんは固まってしまう。

それを見て、彼女はさらに怒りが止まらなくなる。こんな時に固まってはいけないのだ。どんな時でも緊張を絶やさず自分を我慢して生きないといけない。

「固まるのは我がままだ。弱い気持ちだ。悪い子だ！」

子どもに向かう怒りは、自分に向かっている怒りと同じものだ。

店員の前でオドオドする自分は嫌いだ、夫にビクビクする自分はダメ人間だ。こんな時に泣いてはいけない……。「そんな人間は許せない！」

こうして、優希さんが自分の意欲を引きだして前向きに生きようとすればするほど、その気持ちがそのまま菜奈ちゃんへの怒りとなる。

頑張れば、虐待する。

優希さんはこの絶対的な矛盾の中で、もがき苦しんでいる。

そして、虐待が続けば、彼女はいつまでも生きる喜びは味わえない。

喜びを知らなければ、彼女はいつまでも善を知らず、悪を求めて、自分を抑えて生きようとする。

虐待の連鎖は終わらない。

連鎖を乗り越えていくために、彼女は今は自分を語るしかないだろう。しかし、一方で時間は待ってくれない。菜奈ちゃんは日々成長し、虐待の傷は深くなる。

彼女の話す時間は限られている。子育てしながら、目の前の生活を続けながら、語ること、優希さんはそれを続けた。

「また菜奈を叩いてしまった、私は親と同じだ」

「食事の時間のことで、どんどんひどくなっています。菜奈はちゃんと食べないんです。ぐずぐずしていて……。『食べないんだったら、終わりにするよ』って言って、時間で区切ると食べ終わらないので、食事を取り上げます……菜奈は痩せてきました」

「それから、朝、保育園に行くのに時間がかかります。私は、怒鳴るし、叩くし、先週は蹴ってしまいました。保育園まで引きずっていって、顔も見ずに置いてきました」

「自分が切れて、違う自分になってしまいます。そうすると、自分の声が、ぎゃんぎゃんぎゃんぎゃん、ぎゃんぎゃんぎゃんぎゃん聞こえてきて、止まらないんです。

私が親にそうされてきたので、娘にもしてしまう。それは分かっているんです……。

菜奈を叩いてしまうと、自分の愛情が消えてしまったんじゃないかと焦ってしまいます。自分はそういう親になりたくない。でも、焦れば焦るほど、どうして自分の気持ちが通じないのかと、ひどく当たってしまって……。

寝ている娘の顔に痣ができているんです……。

それを見ると、『これでは親と同じだ』と思って、小さい頃の気分、親が怖くて、いつか親に殺されてしまうと思っていた気持ちがよみがえります。

今は親と離れているけれども、親に支配されて、呪われています。それで、自分が辛いと思えば思うほど、ちゃんとやらなければ、頑張らなければと思うほど、娘に当たってしまいます。

結局、私は親から逃れることができない。だから、いつも、死んでしまいたいという気持ちがあります。もう終わりにしたい。それは小さい頃から消えない……」

優希さんは、ぎりぎりの気持ちを言葉にして語り続けた。

「菜奈は保育園は楽しいみたいです。でも、朝、私がご飯を急がせると固まってしまいます。黙って何も言わなくなります。それが一番腹が立ちます。それを見ると、私は狂ったように『答えろ、答えろ、答えろ……』と言って止まらなくなります。まだ黙っている娘を見て、もっと怒りがあふれてきます。いつの間にか、叩いたり蹴ってしまって、気がつくと泣き叫んでいる娘がいるんです。

そうすると、『これって……』と思って、フラッシュバックします。吐気がします。

昨日は、娘を送りだした後、吐きました。それから涙が止まらなくなりました。泣き叫ぶ娘を叩いている自分を冷静に見ている自分もいます。でも、菜奈を叩くのをやめようとしない。止まらない。明らかに二人の自分がいます」

叱られて固まってしまった菜奈ちゃんの中に、小さい頃の自分自身を見て、三〇年前にフラッシュバックする。虐待されている菜奈ちゃんが自分だ。固まって動けない子は嫌いだ。そんな自分は許せない。もっと耐えて頑張らないといけない。それができないダメな自分に、ダメな菜奈ちゃんに怒りが止まらない。自分への怒りは菜奈ちゃんへの怒りだ。

一方、その菜奈ちゃんを叩いているのは虐待した「親」だ。親と同じことをしている。自分の中に親と同じ血が流れている。吐気がする。

「私は娘を愛せないんです！　嫌いなんです。どうして愛せないんですか？　どうして好きになれないんですか？」

彼女は必死に訴えた。言葉は質問になっているが、彼女はその答えを待ってはいない。今はただ気持ちを表現することで、分かってもらいたい。

「怖かった……家では感情を否定された。怖いというと『そんなの怖くない』と否定されて、怖いということはない、怖くないんだと思って育った。痛いと言っても、痛くないと叱られた。感情を出してはいけない家だった。みんな感情の逆のことを言う家族だった」

またある日の診察で、優希さんは報告した。

先週の土曜日の夜、菜奈が怪我をして救急車で病院に行った。三針縫った、と。何で怪我したかを彼女は言わなかった。私も聞かなかった。

今の優希さんには、語り続けることが大切だ。なんでもいいから菜奈ちゃんとの交流を語る。その内容が虐待であってもいい。それが人には言えない汚いことであってもいい。なんでもいいから自分の気持ちを語る。今は言葉にし続けることが彼女を救うはずである。

三〇年間、ずっと語れなかった自分の気持ちを言葉にする。自分の感情を聞いてもらい、認めてもらい、自分がいることを認められるようになると、不安と恐怖は弱まり、さらに、自分がいてもいい、生きていてもいいと感じられるようになれば、優希さんの固い頑張りと自分を否定する気持ちは和らいできて、そして、菜奈ちゃんからのメッセージが届くようになる。母親は娘からのメッセージに気づき、「生きる喜び」とそれを共有する確かな存在感を受け取る。

菜奈ちゃんからの温かいメッセージを受け取って、善悪が再逆転する

「朝、布団から出たくない時があります。動けない。トイレに行く以外は何もしたくない。このまま外を見ないで、目を閉じたままじっと布団の中にいたい、と思います。

でも、菜奈がいるんです。

何とかご飯を作って食べさせて、保育園に送り出します。

この前の日曜日、朝、菜奈は出かけていきました。保育園で一緒の近所のお友達の家です。その子のお母さんが預かって遊ばせてくれたんです。

菜奈が出かけてから、ばたばた洗濯して、掃除をしました……。でも、疲れて、気持ちが止まってしまいました。動けなくなりました。『これじゃいけない、これじゃいけない』と思って……、一人で涙を流しながら、涙を拭きながら、また

動きました。部屋が散らかるのが嫌で、毎日掃除をしないと気が済まないんです。掃除をしないと怖い……。休めない。家の掃除は小さい頃から私の仕事でした。ちょっとでも部屋が汚れていると叩かれました。今は菜奈と二人なのに、誰も見ていないのにそれでも掃除をしないといられないんです。焦れば焦るほど、何もかも中途半端になって、朝から動いていても、お昼が二時過ぎになってしまう。『ああ、ダメだ、生きていけない……死んでしまいたい』と思って、部屋の真ん中にボーッと立っていました。

気がついたら、いつの間にか菜奈が帰ってきていました。『えっ？　もうそんな時間？　私、また変になっていた？』と思ったら、菜々が、『ママ、どうしたの？』と聞いてくれました。

私のことを見上げていました。菜奈の顔、可愛いなと思いました。菜奈が生まれた頃のことを思い出しました。菜奈が愛おしくて、『私はいいお母さんになるんだ』って思った時の気持ちが蘇りました。

『ううん、何でもないよ、大丈夫よ』って言ったら、『ママ、涙でているよ』って……。

それから遅いお昼を一緒に食べました。なぜか気持ちは穏やかでした。私はもう何も考えていませんでした。時間だけが流れていました。

そう言えば、先週、保育園に迎えに行った時、園長先生が菜奈のことを話してくれました。いい子にしているらしい。

『菜奈ちゃんはママのことを心配していますよ。ママはいつも疲れていると言っているって。大丈夫ですか』と聞かれました。

菜奈は私のことを見ている。優しい目で見ているんだと思いました。それは私が恐怖の目であの人（母親）を見ていたのとは違う」

また、次の診察で、優希さんは語り続けた。

「私の頭がぎゃんぎゃんしてきて、キーッとなってしまいそうになると、まずいと思ってベランダに出て、気持ちを立て直すようにしています。遠くに神社の森が見えます。いつも、それを見るんです」

「菜奈がにぎやかにしていると、頭痛がしてきます。明るくて元気なところは菜奈のいいところなので、それは潰さないようにしてあげたい。でも、最近は顔に表情がなくなりました。前はもっと生き生きしていたと思います。お腹が一杯でも、食事時間になると無理して食べようとするのが分かります。我慢して食べている。その顔を見ていると痛々しいです。

私もそうしてきました。食欲がないけど、ちゃんと食べないと叱られる。うどんを短く切って、一本一本飲み込んだのを思い出しました。喉が詰まっていたけど、やっと飲み込んだんです。菜奈も同じことをやってる。可哀想です」

「夜、娘の寝顔を見て、いつも後悔しています」

その日の診察では、優希さんの語り口はいつになく穏やかだった。話し方が少しずつ変わってきた。駆り立てられるような焦りや、自分を責め続ける緊張は伝わってこなかった。淡々とした印象だった。

「一昨日、娘が保育園から帰ってきた時です。じっと黙っているので、『どうしたの？ 何か嫌なことがあったの』と聞いたら、菜奈がポロポロ涙を流しました。

私は自然と娘の頭を抱いて、よしよししてあげました。そんなことをしたのは最近なかったんです。

その日、どうしてできたのか、自分ではわからないのですが、自然とそうしていました。

娘は頭を私の体に押し付けてきました。

私は何も言わずに娘の頭をなでていました。そうしたら、ふーっと力が抜けてきて、温かくて不思議な気持ちになりました。『これでいいんだ……』とその時は思いました。

今思うと、私が許された気持ちになったようでした。そんなふうに感じました。

菜奈は私を必要としている。自分は必要とされていると思いました。自分がいることがいいことなんだ、私はいていいんだ……あの時は、焦りが消えて、時間がゆっくりと流れていました」

菜奈ちゃんが優希さんにメッセージを送る。受けとめた気持ちをママが娘に返す。

優希さんと菜奈ちゃんは行きつ戻りつしながらも、親子の交流を続けている。
優希さんの緊張と焦りと、怒り。
固まって動かなくなってしまう菜奈ちゃん。
気持ちを閉ざして表情を失い、ただ無機質に動いている菜奈ちゃん。
一方、口答えして言うことを聞かない菜奈ちゃん。
ママを見上げるあどけない顔。
そして時々、甘えてくる菜奈ちゃん。
二人の「この世界」での出会いは続いた。

小さい頃から誰にも助けてもらえず、独りぼっちで生きてきた。疲れた。「もういいか……」という諦めの気持ちがわく。静かに消えてしまいたいと思う。
でも、菜奈ちゃんが自分を必要としている。自分の存在を認めてくれる。娘は、自分が長い間押し殺してきた「甘える」という気持ちを思い出させている。それを自分は許せなかった、でも、今は、「菜奈は可愛いな」という気持ちが彼女の緊張を解く。菜奈ちゃんの甘えを許せるということは、自分の甘えを許し始めているということだ。

こうして優希さんが忘れていた優しい心、ゆっくりした時間、それに何よりも自分は許されているという感覚が彼女の中に根づいてきた。自分が生きていていい、緊張しないで甘えてもいい、自分は「この世界」で、菜奈ちゃんに歓迎されている。

「生きていていい」、その根本的な存在感は、親子の間でしか伝わらない。普通は、親から子へ受け継がれていく。しかし、優希さん親子では、子から親へ受け継がれた。

自分を肯定できれば、子どもを否定することはない。子どもを肯定できれば、自分を否定することもない。

虐待は消える。

優希さんと菜奈ちゃんは、少しずつ「普通の」親子になっていった。すると、菜奈ちゃんはもっと甘えるようになり、優希さんはずっと穏やかになった。

「この世界」の心理システムは親子関係からでき上がる。その頂点に善悪の倫理観がある。小さい頃からずっと一緒にいて、肌で触れ合い、同じものを食べてきた親子。親と一緒に生きることが善であり、そうでないのが悪だ。だから、共通の考えが根づき、同じ価値観を共有し、同じ土台に生きている。

虐待を受けた子はそのプロセスで、親と一緒に生きるために善悪を逆転させた。善を抑圧して悪に耐えて生きる。それが彼らの生き方だった。その心理システムを再び逆転して正常にもどすのは、親子関係が一番である。

抑えてきた善、失っていた善を思い出させてくれるのは、子どもの笑顔である。子どもは「この世界」が善なのか、悪なのか、まだ知らない。だから、彼らはためらうことなく笑顔を返す。

親が生きていくためにとっくの昔に閉じてしまったものを、子どもはまだ持っている。

親は子に救われる。

第四章 親とのつながりを持てなかった子の不思議な訴え

「分かって欲しい」――それは子どもの一番の願いだ。

その願いを叶えてくれて、自分を認めてもらえた子どもたちは幸せだ。「普通の」親子関係をもてた彼らは、善も悪も知っている。そして善を求めて、親と一緒に生きていける。

また、たとえ目の前の親は分かってくれなくても、いつかは「分かってくれるはずだ」と子どもは信じて疑わない。虐待を受けた子は、親から否定され、悪だけを教えられてきたが、少なくとも親との交流は保たれていた。だからこそ、いつかは分かってくれるはずだと、悪の反対側にあるはずの善に希望をつないでいた。

しかし、もし善という肯定的な交流も、悪という否定的な交流もなく、親と子の関係がまったく途切れていたら、心理システムはどうなるのだろう。子どもは分かってもらえないし、また分かってもらいたいという希望ももてない。そこでは、これまで述べてきた親子関係のすべての前提が壊れてしまう。

これから紹介するのは、そういう子どもたちである。

彼らは小さい頃から諦めていた。でも、何を諦めていたかは知らない。「分かってもらう」ということも「分かってもらえない」ということも知らないので、「いつかは分かってもらえる」とも思ってこなかった。どこか変だけど、「この世界」とか人生はそういう「あいまいなもの」なのだと、彼らは確信していた。

彼らが使っている「親」や「家庭」という言葉の意味は、「普通の」人たちが使っている意味とはちがう。「母親」という言葉の代わりに、「あの人」を使い、「私の人生は……」と語り始める時の「人生」は、客観的な、生まれてからの「時間」というほどの意味でしかない。

「この世界」の手がかりを持たないゆえに、彼らは自分を救う手だても知らない。

1 親とのつながりを持てないと世界は希薄化する

「私は普通じゃないんでしょうか」という異邦人のような訴え

その訴えは不思議だった。

「何か、うまく生きていけないんです」と彼女は話し始めた。

女性は、大川恵子さん、四二歳。
ある外資系の専門商社に勤め、都心のマンションに一人で暮らしている。彼女は私の書いた本を読んでカウンセリングを受けたいと思った。でも、実際に予約を入れた後で、自分が何を訴えたらいいのか分からなくなったと言う。後から語ってくれたが、もしうまく話せなかったら体の不調を聞いてもらおうと考えていた。ちょうどその頃、イライラして急に怒りっぽくなったり、疲れやすく体調がすぐれないので、女性外来を受診していた。そこでは「まだ更年期には早い、ストレスでしょう」と言われ、漢方薬を処方されていたのだ。

しかし、最初のカウンセリングで、大川さんは真っ直ぐに本題に入った。彼女は話し始めた。


「何か、うまく生きていけないんです。

私はずっと生きづらさをかかえています。うまく生きられないままにここまで来ました。いろいろやり尽くしてしまった感じで、それでもうまく生きられない。疲れているのかな、早くこの人生が終わって、と思ってしまいます。こんな歳になって、何を考えているんだろうと思うけど、このまま生きていくのだったらもう嫌だなって思います。

うまく言えないけど、子どもの頃からずっと『平気なふり』をしてきました。今も本当は平気で、だから、仕事しているし、生活しています。友だちも少しだけどいるから、平気で、ぜんぜん楽にやっています。過去と比べれば、楽すぎるくらいです。

三〇歳の頃、カウンセリングに通ったことがあります。小さい頃の話をしました。カウンセラーから『よくグレなかったですね。偉いですね』と言われたけれど、そんな余裕はありませんでした。そこでは、『母親を恨まないとあなたは治らない』みたいなことを言われました。よく分かりませんでした。恨みならいくらでもあるけど……という感じでした。でも、カウンセリングで自分の話をして余計疲れました。通じないというか、何を話したらいいのか分からなくなりました。それで、そこは一年くらいで行かなくなりました。

それから、もっと以前、二〇歳の頃だったでしょうか、AC（Adult Children アダルトチルドレン）の本を読んで、その治療を受けたことがあります。私も「AC」って診断されて、そういう患者さんが集まっているグループセラピーに入りました。みんなは親への不満を言い合っていました。それは『真実』だなと思って聞いていました。私にも親への恨みはあります。でも、そういう切実さ、熱心に訴えるようなリアリティはないなと思って、やっぱり行かなくなりました」

彼女は淡々と話し続けた。

「なんでも客観的に見えて、困る時があります。見えすぎるのでどれを選んでいいか分からなくなります。並列に見えます。そんな時に人から何か言われると、それを選んでしまいます。自分に基準がないのです。ウチがちょっと変だったので、確固たるものを別に探し求めていたんだと思います。『これがあれば私は大丈夫』というものを欲しがっていました。家の中にはないとは分かっていました。外にあると思っていました。でも、外にもありませんでした」

　彼女の訴えは、フワフワととらえどころがなかった。はっきりしているのは、人生に満足していないということだが、苦しいとか、悲しいとか、痛いとかがない。普通は「満足していない」の背景には、自分が期待していて実現できなかったもの、求めたが得られなかったものがある。それで、苦しい、悲しい、痛いになるはずだ。

　人が人生に求めているものは、優しい家族、恋人や愛情、仕事の業績や達成感、賞賛やお金、あるいは、人とのつながりや社会的な名誉……である。カウンセラーはクライアントが求めて実現できなかったものを想像して、話を聞く。そこに共感が生まれ、クライアントの悲しみは受容され、自分が求めて得られなかったものがはっきり見えてくると、解決もまた見えてくる。

しかし、大川さんの話の中には、求めているものが何かが見えてこない。彼女は何も求めていないのか？　そんな人生もあるのだろうか？

ちょっと考え込んだ後、彼女は話を続けた。

「私の劣等感は、『普通じゃない』ということです。

仕事が終わって美味しいものを食べに行くとか、女同士でおしゃべりを始めたら止まらないとか、仲のいい友だちと海外旅行に行ったりとか、それが『普通』なんだと思います。私にはそれがありません。人と違う自分が怖い……。

同僚の女性から嫉妬されていると思います。どうしてかというと、私が悩みがないように見えるかららしいです。『あなたはお気楽だからいいわね』と言われてしまいました。そんなことはないのですけれど……。仕事はミスしないようにいつも緊張しています。普通にできるように、こうしていれば普通、と思って平気になるように緊張してきました。

ずーっと緊張して生きてきました。みんなと同じに生きようと思って、緊張して生きてきました。

でも、うまく生きられません。

最近、急にイライラしたり、突然、落ち込んだりしてしまいます。落ち込むのはずっと前からあるけれど、イライラは最近で、それが強くなっています」

淡々と語ってきた彼女は最後に、

「……もう疲れてしまいました」と言って、目に涙を浮かべた。

人が人生に求めているもの、それは心理システムの土台を作っているものであり、生きることの源にあるものである。だから、逆に単純なものでもある。

第一レベルは、「安心」である。不安を避けて、安心していたい。心のもっとも基本的な欲求だ。

それから、第二レベルには、「愛情」と「お金」と「賞賛」の三つがある。先に述べたように、優しい家族、恋人や愛情、仕事の業績や達成感、お金、人に褒められる、賞賛される、あるいは、人とのつながりや社会的な名誉……と、年齢や場所や人間関係によっていろいろ形を変えて現れるが、これら三つにまとめることができる。

基本的にはこの四つ、「安心」と、「愛情」・「お金」・「賞賛」を求めて人生は出来上がっている。逆に言うと、これ以外には、人が人生に求めるものはない。求めて人生を楽しみ、得られて満足し、失って落胆し、手に取れずに苦しみ、手に入れて喜び、失って悲しみ、もう一度頑張ろうと思い、もうだめだと断念し、やっぱり満足して安堵し、しかし、期待と違ってがっかりして、人は生きていく。

それこそが「普通の」人生なのだ。

大川さんは、実は、この第二レベルの「愛情」と「お金」と「賞賛」を求める気持ちが欠けているか、弱い。これらを知らないのではない。例えば、「お金はたくさんあったほうがいいよね、宝くじが当たったらうれしいな」と彼女に同意を求める。たぶん、「そうね」と言ってくれるだろう。しかし、その反応のリアリティは少し違っているはずだ。だから、これらを手に入れた時の満足も人とは少し違う。それが、彼女がまさに「普通」でないと言っている内容であり、彼女の苦しみである。

「普通に」生きるためにずっと緊張してきた。私は「普通」じゃないんでしょうか？

それが彼女の相談内容だった。

「孤独感」ではなくて「孤立感」

彼女と同じような不思議な感覚を語ってくれた二九歳の男性がいる。仕事に追われている忙しい会社員だった。出身学部は経済であったが、在学中から心理や哲学に興味があって、他学部の授業に潜り込んでいたと言う。その分野の知識が豊富で、能弁だった。彼は語った。

「僕は、小さい頃からずっと『人と関われない孤独感』をかかえていると思ってきた。

大人になってから、その孤独感が何なのかを知りたくて、いろいろ心理の本を読んだりした。でも、結局よく分からなかった。心理の本には、人と上手く関われないのは人を怖がっているからだとか、人に甘えられないからだとか、書いてあって、そういう気持ちは親子関係に源があると、説明されていた。だいたいは分かるのだけれど、最後に原因が親子関係にあると言われると、それまで理解してきたものがスーッと壊れていく感じがして、理解が続かない。手が届かない、不全感が残る。

それで、自分は『人と関われない孤独感』について考えてきたけど、本当はそうじゃないと思った。

僕のは、『そこにいられない孤立感』だと思った。

僕一人だけ人とは違うんじゃないか、という孤立感。

『孤独』じゃなくて『孤立』なんだと思ったら、悲しかったけど、少し霧が晴れた気がした。そういう自分を認めないといけないと思う」

似たような訴えをする彼らのキーワードは、「普通」と「孤立」である。

どこか自分は人と違うという感覚、「普通」じゃないと思って「孤立」している。

「普通の」人は、愛情、お金、賞賛を求めて人生を楽しみ、悲しんでいる。目的を共有しているのが一緒に生きている感覚であり、だから、目的を達成したときの喜びも素直に伝わる。あるいは、同じ価値観をもっているからこそ、ねたみやうらやみ、また、競争も生まれる。こういった感覚が一緒に生きている、という実感だ。この大前提の上に、自分だけはうまくいっていないとか、分かってもらえないと思うと「孤独」を感じる。

最初から、この大前提の上にいないのが、「孤立」である。

「ウチの家は人とは違っていたらしい」

話を大川恵子さんにもどそう。

カウンセリングは、月一回のペースで続いていた。

「私って社会から外れていたと思います。皆と違うと最初に思ったのは、小学生の時、友だちの家に遊びに行った時です。仲のいい女の子の家でした。

家の中がピカピカだったんです。その子の部屋で遊んでいたら、お母さんがお菓子を出してくれました。それが花の絵があるお皿に載っていてきれいでした。お菓子をお皿に乗せると『おやつ』と言うんだ、と私は理解しました。『おやつ』という本当の意味が分かったのは、ずいぶん後でした。その子のお母さんは、『お母さんのイメージ』に近かったです。優しい人でした。小さいながらも、お母さんというのはこういう人なんだって思ったような気がします。

その子とは高校まで一緒でした。その子が家の話をするのを聞いていると、家族というのは一緒に考えてくれるんだとか、一緒に出かけるんだとか、不思議な感じがしました。自分の家とは違うな、と思っていました。

数年前にその子のお母さんが亡くなったと聞いた時、亡くなる前も最後まで『お母さん』だったんじゃないかなと、うらやましく思いました」

「高校の時に、『家庭の医学』で『離人症』を読んで、『私ってこれだ!』と思ったことがあります。周りの世界に溶け込んでいない自分がいました……。

最近、DVDを借りてよく映画を見ます。昔の日本映画、フランス映画、イタリア映画、淡々と人間を描いた映画がいいです。大きな出来事が起きずに人生が過ぎていったり、大きな事件が起きて家族がばらばらになっても、それでも、淡々と生きている、これが人の営みだよ、という感じの映画が好きです。その感覚が私が昔から持っている離人症の感覚と似ていて、気持ちが落ち着くんです」

母親のことを話そうとしなかった理由

カウンセリングで自分を語り始めると、人は自然と小さい頃の家族の思い出を語るようになる。この世界で生き始めた時の最初の人間関係、それは自分の人生の出発点、人づきあいの土台であるからこそ、悩みの源でもある。だから、自分を振り返った時に、話が家族に及ぶのは必然なのである。しかし、大川さんはいつまでも家族のことを話そうとしなかった。

語りたくない理由があるのか、あるいは人生のスタートラインに家族はいなかったのか？

ある日、話が一段落した時に、私は質問した。

「あなたは、小さい頃はどんな子だったんですか？　お母さんはどんな人でしたか？」

「母親は、厳しい人でした。母親は自分だけが正しいと思っている人で、何か言い出すと、それに従うしかなかったです。子どもの頃から、母に何を言っても無駄という感じでした。小さい頃、母親が急に怒り出して、お腹を蹴られることがよくありました。怒られる理由はいつも分かりませんでした」

「理由が分からないというのは？」

「いきなりなんです。急に『部屋が汚い』とか言い出して怒り出します。怒り出したら、従うしかないです」

「理由は、お母さんの機嫌なんです。母親の機嫌が悪いからですか？」

「そうです、母親の機嫌なんです。私には関係ないことで叱られていました」

「厳しいお母さんでしたね」

「ええ……。そうでした。私がお腹が痛いっていうと、『我慢しなさい』って言われました。

小学生の二年生の時、私、鉄棒から落ちて肘を打って、骨がずれてしまったんです。すごく痛かったんですが、我慢してそのまま家に帰りました。でも痛みが取れなくて腫れてきたので、心配になって母親に言ったら、近くの整骨院に連れていってくれました。そこで治してもらったんですが、ググッって力いれられてすごく痛かったです。

帰り道で母親から『なんであんなに痛がるんだ！』と叱られました。『そうなんだ、痛くはないんだ』って、私は思いました」

「えっ、本当ですか？　お母さんは、骨がずれていたのを知っていたんですよね」

「ええ、そうです。

でも、優しい時もありました。私が高熱を出して学校を休んだ時は、看病してくれました。額に冷たいタオルを載せてくれました。うれしかったです」

母親の心理状態を推測する

私は彼女の母親について質問を続けた。

いくつかのエピソードを彼女は語った。

「恋人を母親に会わせたことがあります。母親も彼を気に入ってくれたようで、彼が遊びに来ると嬉しそうでした。しばらくつき合って婚約しようということになりました。

ある日、彼と海にドライブに行くと言ったら、母も一緒に行きたいと言い出して、結局、ついてきてしまいました。レストランの食事も一緒でした。彼には悪かったけど、彼は合わせてくれました。彼とは一年くらいつき合いました。でも、最後になって母親が反対して破談になりました。反対はいきなりのことで私は意味が分からず、冗談かと思いましたけれど、母は言い出したら聞かないので、別れることになりました」

私は「お母さんのことを詳しく知りたいので、質問していいだろうか」と断って、ドライブに一緒に行くことになった経過を聞き取った。お母さんとの関係が、大川さんの不思議な心理状態を理解する鍵になると思ったからだ。

私は時間を追って質問した。最初、恵子さんがドライブのことを母親にどう伝えたか。母親はどう反応したか。彼が車で迎えにきた時、母親は何と言ったか、レストランに入って席に着く時に母親は席順を配慮したか、食事の支払いは誰がして、その時の母親の反応はどうだったか、などである。二〇年近く前のことだったが、彼女は母親の一言、一言を鮮明に覚えていた。

それらを聞いて私は、母親の心理状態を推測した。

私が確かめたかったのは、娘と恋人のデートにあえて母親が割り込む理由があったのか、一緒に出かけている間、母親は二人に遠慮する気持ちを持っていたかどうか、同じ女性である母親として彼の前で娘をたてるという気持ちがあったか、などである。結論をいうと、残念ながらそういう「人間関係の理解」はないようだった。ただ、自分もドライブに行きたかっただけ、と考えるしかない行動だった。

また、父方の伯父さんが亡くなった時のことを彼女は思いだした。

「最初にその電話を取ったのは母親でした。その時私は家にいました。私は伯父さんにかわいがってもらっていたのに母親は私には何も言いませんでした。夕方、帰宅した父に母は伯父の死を伝えていました。そっけなく、まるで他人事のように報告していたので、私はその語調から最初は何を言っているのかわかりませんでした。私は昼間の電話の内容を、その時初めて知ったんです。数日後のお葬式で母親は礼を失するようなことを言って、何度も父親を怒らせていたのを覚えています」

電話と葬儀までの出来事、葬儀の間の母親の言動について、私は質問した。親戚の死の知らせが家族にどのような心理的な影響をもたらし、親戚との間にどんな心理的、社会的な波紋を引き起こすのか、その予想、人の死によってゆれる「人間関係」を母親はやはり理解していないようだった。

一連の質問が終わった後に、私が伝えた。

「そうですか。お母さんのこと、よく分かりました。いろいろ細かく聞いてしまってすみませんでした」

「いえ、そんなことありません。家族のことを詳しく聞いてもらったのは初めてです。聞いてもらえて嬉しかったです。私も先生に聞かれて、母親が人と違っているところをいろいろ思い出しました」

「あなたは大変な家庭で育ったんですね。失礼な言い方ですけど、『普通』とはだいぶ違う家庭環境だったと思います」

「そうですか……私もそう思います。

先生にはっきり言ってもらえて、かえって何かホッとしました」

「大川さんのお母さんは、普通のお母さんとは違うところがありますよね。それであなたは人とは違う苦労をしたと思います。辛かったと思います。あなたは親に自分の気持ちを受け止めてもらったことがないんですね」

「ええ、私の母親は友だちの母親とは違っていました……」

短い沈黙の後で彼女は続けた。

「やっぱり母親はおかしなところがありますか?」

「ええ、残念ですが、そんなふうに思います」

「母親は、人の気持ちを察することが出来ないんだろうと思ってきました。『いつも自分は悪くない、悪いのは全部、周り』で……、反省するということがない人でした。私には理解できません。母親には何か、病気とか障害とかあるのかと思ったことがあります。認知症かと思いましたけれど、昔からだから違う。でも……今日は言ってくれて、ありがとうございます。そう言われたのは初めてです……」

大川さんは、それ以上は聞こうとしなかった。

その日のカウンセリングは終わった。

彼女の心の中には静かではあるけれど、大きなショックが広がっているようだった。

親が「いない」と、心理システムができない

大川さんの母親に「発達障害」があるのは間違いなかった。医学的には「軽度発達障害」の部類に入るだろう。その元で育った恵子さんは「ネグレクト（養育の放棄・怠慢）」に近いものを受けていたと考えられる。

恵子さんは衣食住の世話はしてもらったが、精神的なケアを受けることがまったくなかった。つまり、褒められたり、叱られたり、甘えさせてもらったり、厳しく教えられたり、一緒に考えたり……という親子の交流がなかった。それが、心の成長に致命的な「傷」を残した。

もちろん、母親が悪いわけではない。母親は子どもを育てるのに一生懸命だったに違いない。しかし、残念ながら人間理解の「能力」が低かったので、子ども

に生き方を教えることができなかった。

恵子さんは「母親を知らない」。

だから、恵子さんは「子どもになったこともない」。

そして、親の生き方をコピーできなかった恵子さんには、「普通の」心理システムができなかった。


子どもは母親を通じて、この世界を知り、自分を知り、人を知り、社会を知っていく。その最初の手がかりが小さい頃の母子関係の中にある。

毎日、子どもは母親の反応をみる。それを基準に自分を知る。自分は、いい子であるか、悪い子であるか、そういう自分が分かる。しかし、恵子さんには、母親のポジションをとってくれる人がいなかったので、彼女は自分はいい子なのか、悪い子なのか、上手くできたのか、できなかったのかが分からなかった。だから、自分がどこにいるのか、自分が誰なのかを確認できなかった。彼女は自分を知らないままに大人になった。

恵子さんの母親は食事を出してくれただろう。でも、「美味しいかい?」とは聞いてくれなかった。すると、恵子さんはそれが美味しいものなのか、普通のものなのか、あるいはまずいものなのかを確認できない。体は美味しいものを食べて、満足を感じているが、一方で、それが何なのか理解できない。この食事は、人間的に、社会的に喜ぶべき事態なのか、あるいは、ただの普通のできごとなのか、その結論が出せないのだ。出来事の強弱がなくなり、すべてが並列になる。

美味しいものを食べてお母さんと一緒に喜ぶという体験は、人と共感する原点である。それが人間関係を作る土台になる。つまり、美味しいものを食べると人は嬉しくなる。それを確認してくれる人がいると、美味しいという自分の感覚が母親のそれとつながり、共感が生まれる。美味しさは自分の体が感じている、まったく否定しようのない、明確で、確実な感覚だ。それを、他の個体である母親と共有できる。人と人とのつながりができる。生まれてから何度も繰り返されたその関係の先には、母親以外の多くの人々がいて、さらにその先に、社会があるのだ。さらに、美味しさから始まった人との共感は、楽しさや嬉しさ、悲しさや苦しみへと広がり、人とのつながりを強固にする。こうして、自分の体の喜び、自分の感情は、社会の共通の基盤である心理システムにつながっていく。

しかし、母親が「美味しいかい？」と聞いてくれないと、「美味しいから、満足、うれしい、よかった」という体験は、人間関係の中で確認できないままに、ぼんやりとしてしまい、やがて消えていく。

世界との関係が希薄になる。

彼女の感覚は現実世界から、徐々に透明なガラスで遠ざけられていく。

子どもは人々が共通して求めているもの、人とのつながりを確信できないままに、大人になってしまう。そうして、彼らはふわふわした、とらえどころのない存在感の中で、生きている。

自分には「美味しい」の確信がない。それが彼らの「孤立感」であり、「普通」でないことの感覚なのである。

第三章で紹介した虐待を受けた子どもたちとの違いは、彼らは「悪い親」を持ってしまったが、その親は安定して「悪」だったことである。だから、子どもは少なくともこの世界の手がかりとして「悪」を知ることはできた。そして、彼らは「善」もあるだろうと希望を持つことができた。彼らもまた「美味しいかい？」と聞いてもらえなかっただろう。でも、目の前の親から身を守らなくてはならないという圧倒的なリアリティの中で、彼らは食事の満足を確信し、人とのつながりを感じていた。

しかし、障害のある親の元で育った子どもは、この世界との関係を持てない。希薄な存在感をかかえて生きていかなければならない。善も悪も頼りなく、あいまいな世界である。

2　この世界での解決は、「親と出会う」前に戻ること

希薄な「存在感」、偽物の私

母親の障害について話し合った次のカウンセリングで、大川さんは話し始めた。

「前回のクリニックの帰りに割と元気で、デパートに寄って買物をしました。乗換の駅で下りのエスカレーターに乗っている時に、ふと『偽物』という言葉が浮かびました。通い慣れている駅です。この長いトンネルのような下りエスカレーターの先に地下鉄のホームがあるのを、私は知っていましたが、でも、その光景がもうずっと昔のような、非現実的な、映画で見ただけのような気がして、『ああ、あの頃、私は偽物だったな』と思いました。

何か、肩すかしをされたような感じです。

『偽物』って、自分のことが分かっていなかった、ということでしょうか。それとも、平気なつもりでみんなと一緒に生きている気になっていたことかな。

翌日、お昼休みで外に出たら、会社員やOLたちがたくさん出ていて、それを見て気持ちが悪くなりました。昔、自分もそうしていたけど、今は、別世界の人たちという感じがしました。

そういう気持ち悪さは、昔、友だちの家とか恋人のところに泊まって、翌朝起きた時と同じです。目が覚めたら、なんか私だけ違っていて、浮いていました。寝起きは無防備だから生々しく感じたのでしょうか。

前回、先生に『あなたは気持ちを受け止めてもらったことがないんでしょうね』と言われて、確かにその通りだな、と思いました。

それが腑に落ちます。

自分の気持ちがなかった、と思います。それが私の苦しみでした。

世の中には、大変な環境で生きている人はたくさんいます。はたから見れば大変でも、明るかったり、強かったり、沈んでいたり、苦しんでいたり、怒ったりしていますす。だから、その人たちは、はっきり自分を持っているんだなと、私には見えます。そういう人との違いはここだなと思いました」

彼女の語り口はいつもと同じく淡々としていたが、その日は少し穏やかであった。

「気持ちを受け止めてもらうっていうのも、本当は小さい頃のたわいのないことの積み重ねなんだろうなと思います。自分にはそういう経験がなかったのが、悲しいことなんだろうな、と思います。その悲しさにも気がつかないで今まで生きてきました」

それから数カ月の間、彼女は自分の存在感のなさを語り続けた。存在感がないのを「分かってもらえた」というのが、彼女の生まれて始めての「気持ちを受け止めてもらえた」体験だった。

母親の障害を受け入れる

カウンセリングは続いていた。

四カ月後。

「先生に、(四カ月前に)母親はおかしなところがある、と言われて、すごく腑に落ちたんですが、あれから、あまりあの人(母親)のことは考えないようにしてきました。実は、あの『偽物』という言葉が頭から離れなかった日、家に帰ってから、私、吐いたんです……なぜか分からないんですが、二度吐いて、落ち着きました。

先生、私の母のおかしなところ、障害ですよね、どんな障害なんですか?」

四カ月経って、彼女はあらためて母親を知る覚悟を決めたのだろう。

私は、医学的な説明を伝えた。

発達障害の一種である。大きく分類すると「軽度発達障害」という部類に入る。原因は生まれつきの脳機能の障害で、生育環境や教育の結果ではない。精神医学での分類(ICD-10、F項目)、その下位項目の分類を説明した。この障害に含まれるものには、軽度精神遅滞（知的障害）、広汎性発達障害、学習障害、注意欠陥多動性障害などがあり、最も頻度の高いのは軽度精神遅滞で……と。

恵子さんが初めて聞くであろう医学用語は、逐一紙に日本語と英語の表記を示した。

「軽度発達障害」の一番の障害は、人間関係の理解が十分にできないことである。他人が何を考えているかを推測できないので、子どもの気持ちが見えない。だから親の立場に立てない。子どもと一緒に共感したり、喜んだり、落ち込んだりができない。子どもからすれば、自分を分かってくれない人、ただ同居している「あの人」になってしまう。同じ理由で、社会の共通の理解、つまり「普通のこと」が何であるかを理解できないから、子どもに、常識、つまり、当たり前のことや、何がよくて、何が悪いかということを教えられない……と説明した。

「ありがとうございました。よく分かりました」

「小さい頃から、母親には相談できず、結局は、あの人のなだめ役をやって来ました。興奮し始めると止まらない人でした。分かってもらいたいのはこっちなのに……。

誰も相談相手がいませんでした。自分で決めて行くしかありませんでした。だから、いつも自信がなかったんです。

ここ（クリニック）に来て、初めて分かってもらえた気がしました。友だちにも分かってもらえませんでした。『そうね』とは言ってくれましたけど、それは嬉しかったけれど、こういう感じではありませんでした。私の無力感というか、空虚感はやっぱり伝わりませんでした。でも友だちが悪いんじゃないです、私の経験は『普通の』家にはないことなのだから……」

「何も解決していないことが分かりました」

母親の事実、自分の家の事実、そして自分が「普通」でないことの事実を知った後も、大川さんは同じペースでカウンセリングに通ってきた。

何度か、「分かってもらえて嬉しかった」と語った。それが心の安らぎになっていることは確かだった。その証拠に彼女の生活は、少し、変わった。買物とか、映画とか、美術館とか、前と比べると出かける機会が増えた。仕事と生活の緊張感も、少し、和らいだ。

しかし、彼女の孤立感は埋まらなかった。

彼女は話し続けた。

「やっぱり独りぼっちでした。長い間ずっと緊張して生きてきました。私の今までの時間って何だったんだろうって……考えます。

自分が無条件にここにいていいという実感が持てません。みんなに受け入れられているという感じを知りません。『みんなと一緒』がないんです。そこだけ欠けています。本当はそこの気持ちを埋めたかったんです。そう思ってずっと生きてきました。

でも、それが自分の努力では埋まらないと分かりました。うすうすは分かっていましたけれど、それがはっきりして、重いです。

家に帰って鍵を開けて部屋に入った時に、私は分かってくれる家族が欲しかった、みんなと同じになりたかったんだな、と思いました。

でも、そういうことを考えるのはもう疲れたというのが、正直あります。だから、ここ（クリニック）に来るのも気が重いです」

「小さい頃から自分の気持ちに蓋をしてきました。

『産んでくれなければ良かった。選べるんだったらあんたたちのところには来なかった……』

そう言いたかった。

それが言えた。それはよかった……。

でも、何も解決していない。

ここに来て自分が悪くないと分かってよかったです。

自分の気持ちを言えてよかったです。それはどんなことがあっても、よかったです。

……でも、何も解決しないことも分かりました」

「社会的な存在感」は、同じものを求めているという確信から生まれる

大川さんに解決はあるのだろうか？

この問いに答えるためには、彼女に欠けているものが何かを正確に理解しなければならない。

彼女に欠けているもの、それは自分がこの社会で生きているという「無条件の存在感」である。これは、心理システムの土台になっているもので、自分が他の人々と一緒に生きているという疑いようのない感覚である。つまり、同じ世界に生き、同じものを見ていると確信し、同じものをいいと感じ、同じものを嫌と感じ、いちいち言葉にしなくてもそう思い、伝わり、利害を共通にしているという感覚である。

これを「社会的な存在感」と呼ぶことにする。

彼女には「社会的な存在感」が欠けている。あるいは、あってもあいまいである。

「社会的な存在感」は何によって生み出されているかというと、それは、「自分と他人が同じものを求めて生きている」という日々の実感からである。

では、それは、どこから来るのか。

それは、「愛情」、「お金」、「賞賛」に由来する。

人が人生に求めるものは、四つあると述べた。人は、
第一レベルでは、「安心」を、
第二レベルでは、「愛情」、「お金」、「賞賛」を求めて生きている。
これらのうち、第二レベルを共有しているという確信が、「社会的な存在感」を生みだす。美味しい物を食べて、「美味しいね」と確認しあえる関係が広がってできたものである。
「愛情」とは、家族の愛情、理解、異性を求める気持ち、恋愛、結婚、子育て……と、人とのつながりである。これを求めている、求めたい、みんなも欲しがっていると感じられていることが、自分が「同じ社会で、人とつながっている」という存在感を生みだす。
「お金」は、衣食住という物質的な生活を支えるものである。みんなこれを欲しがっている、自分も欲しい、手に入れたら同じように嬉しさを味わう。これが「同じ社会で、一緒に頑張っている」と感じさせる。
「賞賛」を受けたい気持ちは、親から褒められること、親から必要とされること

を基本にしてできあがり、他人に褒めてもらうこと、人から必要とされること、認められること、社会に貢献すること、社会的な名誉を得ること、勲章をもらうこと……となる。そうされたい、そうしてあげたい、自分もみんなもそうだ、と当たり前に分かっていることが「同じ社会を、みんなと一緒に作っている」という感覚だ。

この三つの欲求の成就と失敗を、毎日、毎日、人と一緒に繰り返していることが「社会的な存在感」となる。

この「社会的な存在感」はあまりにも当たり前で、誰にでもあるので、「普通の」人には、それが「ない」ということが想像できない。

例えば、朝、ベッドで目が覚めて、「ああ、自分はこの社会にいる」とあらためて思う人はいないであろう。「いる」のが当たり前で、起きた瞬間の私たちの意識は、すでにこの社会とつながっているからだ。

「社会的な存在感」がないとはどういうことかと想像すると、次のようになる。

昨晩は間違いなく自分の家の自分の部屋で寝たはずなのに、目が覚めたら異国のまったく知らない部屋にいた。見慣れた天井でなく、初めて見る天井だ。耳を澄ましてみると、窓の外から聞こえてくるのは間違いなく日本語だ。言葉の意味はわかるが、しかし、知らない地名や人の名前が混じっていて、どうもその内容が把握できない。

不思議に思っていると、ドアが開いて、年配の女性が親しげに声をかけてくる。相手は自分の名前を知っていて、「○○ちゃん、おはよう。朝ご飯、できてるわよ。今日も大変ね」と言われる。どうも家族らしい。優しそうな人だな、年から考えると自分の母親かもしれない。ふと目をやると枕元にケータイ電話がある。見覚えがあるが、自分のだろうか。開いて着信記録とメールを読み直していると、次第に昨日からの記憶がつながってくる。

そうだ、ここはやっぱり自分の家だ、そして、さっき声をかけてくれた人は、「お母さん」で、朝だから、自分はお腹が空いているのだ、と、体の中に食欲が動き出し、いつものこんがり焼けたトーストが頭に浮かぶ。その体の動きが「この社会」と自分を結びつけていく。ああ、今日もお母さんが朝ご飯を用意してくれたんだ、いつも、悪いな。そう言えば、このところ仕事が忙しくて早起きが続いていたんだ……。それで昨晩は疲れていた上に珍しくお酒を飲んで寝てしまったから、なんだか記憶がつながらなかったんだ……。

極端なたとえ話を書いてみたが、毎日これに近い感覚で目が覚め、いつも自分が周りの社会に溶け込んでいない違和感を感じて生きていたら、それが、「社会的な存在感」がない、薄いということである。

もう一つ例をあげる。

出社する。いつもの会社だ。「おはよう」とみんなが挨拶する。どうして朝にみんなは挨拶するのかと昔は疑問に思って考えたが、今はそうしておいた方がいいと分かったので、自分も挨拶を返す。挨拶は親しみの交換だとわかる。席に着くと、みんなは週末の出来事を互いに報告しあって、笑ったり、冗談を言ったりしている。妻だとか子どもの名前が飛び交っている。互いの家のことがよく分かるみたいで、いつもちょっと不思議な感じがする。「いやー、参っちゃってね。家族サービスも仕事ですから、休めませんよ」と日曜日にドライブに出かけたことを話している。家族と出かけることが嫌なことだと言っているようだが、嬉しそうな顔をしているので、この類いの会話はよく理解できない。空気が読めない、というのはこういうことらしい。

しばらくすると課長に呼ばれて、「この書類やっておいてくれないか。手が空いた時でいいよ。そんなに急がないから」と言われる。「急がなくていい」と言われて以前一週間放っておいたら叱られた。この言い方だとだいたい二、三日中というのが互いの暗黙の前提と最近は分かる。

仕事、物事は毎日、こうして進んでいく。何とかみんなに合わせて、「普通に」やっているけど、緊張感は強い。だから、自分がその会社にみんなと一緒にいるという安心がない。

以上述べたような存在感の希薄さが物心ついた時から続いていると、心理システムは完成されず、社会とのつながりや一体感に欠け、「普通」でなくなり、孤立する。自分は、一生、周りの社会からは理解されない。自分だけは特殊な人間だという感覚が抜けない。何をするにも、他人と共感する土台がない。若い頃を振り返っても、同じ時代に生き、同じアイドルを知っていた、というような懐かしさの感覚を共有することが、できない。

大人になってしまった大川さんが、心理システムの基軸である「社会的な存在感」を取り戻すのは、もう不可能かも知れない。

もし私が大川さんから「どうしたらいいのでしょう。解決方法を教えてくださ い」と質問されても、私は答えられなかっただろう。

例えば、明日から人里離れた山に入って一人で生きていくとする。その時に、「社会を離れて、独りぼっちになる。でも、楽しく、穏やかに、生き生きと暮らす方法はありませんか？　その心構えを教えてください」と聞かれたらどうであろうか。

この答えを持っている人なら、今の大川さんに何か解決方法を提示できるだろうと思う。

解決できない問題に直面した時に、人はどうするのだろうか？

「解決できない」と思い切る解決、そんなものがあるだろうとは想像できるが、具体的にそれがどんな心理的な解決になるのか、分からない。

問題は解決できる場合にだけ発生する

しかし、この問題をまったく逆に考えることもできる。

それは、問題は解決できる場合にだけ発生する、という判断だ。最初から解決できない問題は、そもそも「問題」にならないはずで、何かに満足できないと感じるのは、満足の状態を明らかに知っているか、まだ知らないがどこかで感じ、予想している時だけである。大川さんは、人生の満足を知らない。とすれば、彼女が不満足を感じるということは、何か違うものを予想している、感じている……からである。

人が人生に求めているものは、四つあると書いた。

第二レベルの、「愛情」、「お金」、「賞賛」、これを体感することは、「社会的な存在感」を作り出す。

さて、心理システムのさらに深い層には、第一レベルの欲求、「安心」を求める気持ちがある。「安心」は人の、より根本的な欲求である。通常はこれは、「愛情」でつながっているから安心、「お金」があるから安心、人に必要とされているから安心、と思って、第二レベルに支えられている。つまり、私たちの日常的な「安心」は、社会的な存在感によって支えられている。

「普通の」社会的な存在感を持って生きている限り、第一レベルの「安心」そのものは意識されず、常に、第二レベルを通じて、それは満たされる。

しかし、第一レベルの「安心」は階層構造のより深いところにあるので、もし、この「安心」そのものが何かで充たされれば、第二レベルの「愛情」、「お金」、「賞賛」を求める切迫感は和らぎ、社会的な存在感が希薄なことを補ってあまりあるはずである。

このあたりに、大川さんの解決がある。

「社会的な存在感」に支えられずに、独自に、それ自身として深いレベルで満たされる「安心」がある。

心がそこに到ると、人の心は、動かず、振り回されず、完全に安定する。それは、「社会的な存在」として生きて「いる」を超えた、ただ「ある」だけの存在である。

「いる」は、愛情、お金、賞賛を求めて、人とのつながりを必要とするが、「ある」は自分一人で完結できる。「ある」はつながりを求めるものではなくて、実は、すでに奥深くでつながっているものを感じる力である。そこでは社会的な関係を生きて「いない」から自分を制限していない、もちろん死んでもいない。ただ「ある」だけである。だから、社会を超えて、人々とも、物事とも、自然とも、すべてとつながっている。

「社会的な存在」として「普通に」生きることを断念せざるを得なかった大川さんは、このただの「存在」を感じ始めている。

「ある」をこの社会で実現するためには、「いる」が必要になる。でも、この社会に適応する前に「ある」はあった。

自分で「ある」ことの、小さな幸せと大きな自由

その後、大川さんは、思ったより元気に暮らしている。

彼女の報告を詳しく聞いていると、「いる」を求めず「ある」を感じ始めているようだ。社会的な存在のなかに、自分のアイデンティティを求めるのではなく、自分自身の中にそれを感じ取ろうとする心の動きである。

「この間の連休に一人で美術館に出かけました。電車の広告で見た絵が気になっていたんです。

オーストラリアの先住民、アボリジニの絵でした。すごく感動して絵の前でしばらく動けなくなりました。絵に魅かれて、ヒューッと自分が何か違う空間に入ってしまったような感じでした。特に死ぬ直前に描いたという一連の絵がよくて、オレンジと白の光に引き込まれました。

思い立ってふらりと絵を見に行く、そんなことは以前はなかったけど……、自分が自由になったと思います。それに、こんなに絵に引き込まれたのも初めてでした。『心の底から感じ入る』っていいと思いました」

彼女は「普通」に合わせようとして生きてきた自分の苦しみを理解した。自分が社会の中で「普通」に生きることは無理だったと自己受容ができて、「普通」を止める。それは苦しい作業だったが、その先には「普通」に囚われない、自由があった。

「自分の感覚で生きていいんだ」

大川さんと同じように、母親から「生き方」を教えてもらえず、一人で悩んできた男性がいた。彼も母親の障害を知って自分の特別な境遇を理解した。そして、大川さんと同じ結論に達したようだ。つまり、親を諦め、社会の中で生きていくことを諦めて、あるがままの「存在」に従って生きていこうと。

四二歳の独身の男性。エンジニアである。

自分の母親の障害を知った時、彼はこう言った。

「要するに普通じゃなかったんですね……。

ああ、そんなふうに考えたことはなかった。ずっと母親に変わってもらいたかった。でも、これからもあの人（母親）は、変わらないんですね。

確かに、そういうふうに考えると、理解できる。だから、ああいう行動をとると分かる。

ああ、僕は、おかしな環境で育って、一人で、普通にやっていこう、普通にやっていこうとしてきたのですね」

と、そう語って、彼は号泣した。

両拳を膝に置いて、姿勢は崩さなかったが、顔はまるで泣きじゃくる子どものようだった。

後から話してくれたが、人前で泣けたのは初めてだったという。

泣き止んで、彼は話し続けた。

「やっとの思いで今まで生きてきた。辛くて辛くて……根本にはいつも不全感があった。それに潰されそうになって、何度も何度も会社を辞めようかと考えた。仕事を辞めたら生きていけないから、死んでしまうつもりだった。自分が『普通に』できているうちに死んでしまおうと、その気持ちが強くなっていた。危ないので、通勤の時は電車がホームに入ってからドアに近づくようにしていた。階段の途中で立ち止まっている変なオジサンと見られていたと思うけど、それ以上に怖かった」

それから彼の話す内容は少しずつ変化していった。そして、ある日、こんなことも話してくれた。彼の新しい希望である。

「映画で、貧しい家の父親が仕事を探しにいく場面があった。子どもがお父さんにいろいろ質問してくる。本当は仕事がなくて明日のお金にも困っているけど、そうは言わずに、これから職探しにでかけることを丁寧に説明してる。ああ、いいな、と思った。どんなに貧しくて辛くても、説明してくれれば安心なんだよと思った。ウチにはそれがなかった。

今まで一人で暮らしてきたけど、ああいう父親のような男になりたい。今から結婚できるか分からないけど、否定しないでもいいと思うようになった。

もう周りに合わせようとしてびくびくしていないで、自分でいればいいんだと思った。自分でいれば、何か人とつながれる気がする」

「普通に」生きていくのではなく、自分の気持ちに戻って、そこから生きて行こう、とそう彼は考えを変えたのだ。社会的な「存在感」を前提として、そこから出発するのではない。その土台ができる前からすでにあったもの、その「存在」のまま、生きていく。

また別の例。

三二歳の女性。大学の時に家を出て、以来アパートで一人暮しのＯＬである。母親の障害を知った後のカウンセリングで、彼女はこう語った。

「あれから、家に帰って泣きました。

私が必要だったのは、母とか家庭を何とかしてほしいことでも、その中で生きてきた自分を何とかしてほしいことでもなかった。それが初めて分かりました。今までは、助けを求めていろんなカウンセリングとかグループ（セラピー）に通っていたけど、ほしかったのは、私が大変だったということを分かってもらえること、それが分かってもらえれば、もういいんだ……と思いました。

それから、温かい『普通の』家族はもう手に入れられないんだなと諦めました。それは悲しいとか寂しいとか言うのではなくて、『その通りなんだ』と思います。

怒りはありません。ただ、そう思います。

あれからも同じように仕事もしていますし、買物も行っています。友だちと美味しいものも食べに行きました。生きるってそういうことなんだな、と思います。

友だちと食べている時、二人で『美味しいね』と言い合いました。自分が『普通じゃない』と分かったら、ああ、これからは人と分かり合えるかもしれないと、ふと感じました。気持ちが通じるのは家族じゃなくてもいいんだ……と。

『あなたは、世の中の九〇パーセントの人間からは外れている人間ですね』と、先生に言われて、ショックだったけど、今までの謎が解けて、楽になりました。違う自分の居場所を探そうと思いました。自分は外れているほうなのだと思った時から、消えはしないけど寂しさが減って、自分が居る場所がはっきりしてきた感じがあります。

私の何がいけないのか、どうしたら皆とうまくやれるかとずっと思ってきて、『普通に』なれない自分を責めて来たけど、自分は違うと思ったら、その場にいても昔みたいに緊張しなくなりました。

先日、会社の飲み会がありました。今までは『普通にやろう、普通にやろう』と必死に話を合わせてきました。でも今は、受け入れてもらえないのは自分の責任じゃないと分かったので緊張が小さくなっていました。みんなと一緒にいても、それほど辛くはありませんでした。適当に合わせて話すのもいいかなと思っていました。そうしたら、私はそこにずっと居て、みんなが居て、それで楽しかったです。みんなと一緒に居て、でも、自分を感じられている。これは幸せな時間かもしれません。

自分の謎が解けてからは、最近は、もう全部許そうと思っています。焦りが消えて、目の前のことを楽しんでいこうって、美味しいもの、きれいなもの、楽しいことを感じていこうと思いました」

「静かな、波のない毎日です。もう焦ったり、努力したり、頑張ったりすることがないので、困ったこともあまりありません。これが私の普通なのかな。淡々とした波風のない日々があったらいいのにと長い間思っていたけど、今はそれに近いのかもしれません。心が落ちついていて、安心しています。『私は居るな』と感じている安心感みたいなもの、それがとても心地いいです」

「友だちに母親のこととカウンセリングのことを話しましたけど、分かってもらえなかったです。

私の話を聞いて友だちは怒りました。『その先生、あなたのお母さんのこと変わってる人だなんて、会いもしないでそんなこと言うのはひどいんじゃない』と。

私のことを思って友だちはそう言ってくれているんだと、痛いほど分かります。それは嬉しかったです。でも一方で、このことは、普通の人には通じないんだな、と思いました。

これからも彼女とはつき合って行きます……とても気持ちの優しい、いい友だちだから。私の人生のすべてを最初から話して、数日間話し続けて、すべてを理解してもらいたいという気持ちはあるけれど、それは無理。私みたいに、分かってもらえない悩みをかかえている人が他にもいるんだろうな、可哀想。

分かってもらいたい、その気持ちがずっと小さい頃から続いていた。それが人一倍強かった。

『分かってもらえないということが分かった』というのが、私の今の幸せ、そう思おうと決めた。……よかった。それから私は安心している。もう手がないから……」

「考えてみれば、いつもいつも慌てて生きてきた。アパートで一人で生活しているのに、焦って、追われるように一人でご飯を食べている。人と同じになれなくて、いつも怯えてきた。自信がないので、人の命令でなんでも動いていた気がする。こうしないといけないだろう、こうしては変に思われるだろうって。自分の好きなことをやると虐められるんじゃないか、笑われるんじゃないかというのがいつもつきまとっていた。

『そんなの買うの？』

『そんなこと好きなの？』

『そんなもの食べるの？』

誰かにいつも言われているような生活をしてきた。

でも、これからは自分の感覚で生きていいんだと、そう思ったら、いつも自分を感じて、いつも私でいられるのがとても気持ちいい」

事態を理解できた彼らは、もちろん問題は解決できないままであるが、心の緊張が少し解け、少しの幸せを味わった。

もう親との関係、社会との関係を何とかしようとは思わない。できないことだから。

それらとの関係を安定させようとも思わない。無理なのだから。

解決できないことをかかえながら、目の前の確かさを少しずつ味わっていこう、とそう思って生き始めた時に見えたのが、自分の「存在」を感じている「安心」である。

彼らは「この世界」の心理システムを教えてくれる「親」を持てなかった。それは人とつながれない不幸をもたらした。しかし、心理システムを完成できなかったということは、逆に、生まれたままの心に制限を加えていない、ということでもある。

「社会的存在」から離れた「存在」は、ずっと自由で、ずっとひろく、安定している。

第五章

心の発達段階の最後、「宇宙期」とは何か

人はどこから来て、どこへ行くのだろう。

この世界に生まれて、社会を知り、生きてきたこの自分、そしてやがては死んでいく自分はいったい何なのであろうか。成人期の後半に、人は考える。


人は虚空からこの地上に降りてきて、虚空に帰っていく。


虚空は、宇宙の果てなのか、あるいは、ただの無なのか。

自分がどこから来たかが分かれば、自分は何か、自分が誰かが分かるだろう。

しかし、虚空は知ることができない。なぜなら、そこには意識も何もないからだ。

私たちが知り得るのは、虚空から降りてきたこの「有」の世界だけだ。そこで、一体自分は何だろうか、との問いに解答を出せるのは、「有」が何であるかを知った時である。

「有」とは何か。自分がここに「ある」、「いる」とは何か、である。

ここに世界があると信じ、自分がその中に生きていると思い込んでいるのは、そう信じるに足る実感があるからである。その実感とは、自分の「社会的な存在感」だ。朝、目が覚めて自分が「いる」と感じる瞬間の存在感、それが何かが分かると、それは「有」を知ったことになる。

しかし、その「社会的な存在感」の中で暮らしているうちは、それが何であるかを知ることは出来ない。なぜなら、「知る」という作業は、対象化する作業だからだ。対象化は「それ」から離れて、「それ」を外側から見ることである。例えば、小さい沼に住んでいる魚は、沼の中にいるかぎり、自分が住んでいる世界を知ることは出来ない。沼から出て、岸辺からそれを見た時に初めて、自分の生きている世界が見える。これが対象化の作業である。

虚空から生まれた「有」を知るとは、「社会的な存在」である自分の姿を知ることであり、それには「社会的な存在」から離れることが必要になる。

では、「社会的な存在」から離れるとはどういうことか。

それは、自分の心理システムから離れることである。

私たちの確固たる「存在感」は、心理システムに支えられている。自分が何であるかを知るためにはそれから離れなければならない。しかし、もし離れてしまったら、自分の存在感が崩壊し、現実感は消え、この世界は「夢」だったと思うかもしれない。

荘子の有名な話に、胡蝶の夢がある。昔、荘周が夢を見て蝶になった。ひらひらと飛んで楽しんだ。そして夢から覚めて考えた。果たして荘周が夢を見て蝶になったのか、あるいは蝶が夢を見て荘周になっているのか……と。

この自分が生きている世界が夢ではないと確信させているのが、心理システムだ。しかし、それを知ろうと思って離れると、夢と消えてしまうかもしれない。二律背反であるが、それを解くヒントは、既に第四章に登場したクライアントが教えてくれている。

「社会的な存在感」を離れると、そこにあるのは単純な生命システムと、ただの「存在」である。

「存在」があるところは、虚空から「有」が生じたところ、この世界が始まったところ、私たちが生まれたところである。

1　生きている実感がある、ない、の違い

生きている実感は親から教わるもの

自分を知るために、そこから離れるべき「社会的な存在感」とは何か。それを探るために、一部、繰り返しになるが、心理システムについてまとめておく。

人には、生命システムと心理システムが備わっている。

生命システムは、生命を維持するために働く、生物学的なシステムである。子どもはこれを備えて「この世界」に生まれてくる。そのシステムの基幹は、食べる、寝る、活動するである。美味しく食べて満足して、ぐっすり眠ると、自然に活動したくなる。このサイクルは生まれてから死ぬまで、一日も休むことなく動

き続け、それは地球の自転周期と同期している。

心理システムは、生命システムの上に後天的に作られる。その目的は生命システムを維持しながら、この世界でよりよく生きていくことである。人とのつながりを維持し、善悪の判断を行い、行動の指針を与える。それは親から継承され、社会の共通の倫理観とつながっている。思春期を過ぎて一人前の大人になった時に、心理システムは一応の完成をみる。

心理システムは、自分がこの社会に生きているという「社会的な存在感」＝生きている実感を、日々、生成する。それは、自分が周りの人々と同じものを求めて生きている、つまり、「愛情」、「お金」、「賞賛」を求めて生きているという疑いようのない感覚である。その結果、自分が他人とつながっていると感じる。その感覚を確実なものにしてくれるのは、共通の倫理観（善悪）だ。

例えば、殺人事件のニュースを見る。ひどい犯人だと思う。可哀想な被害者と思う。その時に、他の多くの人もそう感じているだろうと「あたりまえに」思っているのが、共通の善悪に支えられた、人とのつながりの実感である。

日常生活では、「社会的な存在感」をあらためて意識することはない。

それを意識するのは、それを失う危機に直面した時だけである。つまり、「死」を感じた時に分かる。事故で危ない目に遭って一命をとりとめた、あるいは、健康診断で癌の精密検査が必要と言われた……そんな時、翌日、目が覚めて、ああ、自分はこういう世界に生きてきたんだ、とあらためて存在感を確認する。

心理システムに影響する三つの親子関係

「社会的な存在感」を作り出す「普通の」心理システムができ上がっていくかどうかは、親子関係が決定的な影響を与える。

これまで大きく分けて三つの親子関係のあり方を検討してきた。

（A）第一、二章で扱った引きこもり、摂食障害で記述した「普通の」親子関係。

（B）第三章で扱った虐待の親子関係。

（C）第四章で扱った「親」を持てなかった子の親子関係。

三種類の親子関係を（A）、（B）、（C）としておく。

親子関係（A）は、「普通の」親子関係である。九〇パーセント以上の人々が

である。

この親子関係の元で育った。

親子関係（A）でき上がった「普通の」心理システムの基本は、次の通りである。

・「社会的な存在感」がしっかりとでき上がっている。すなわち、生きている実感がある。

・生まれてから乳幼児期、学童期、思春期、成人期という四つの発達段階を経て心理システムが完成されている。

親子関係（B）、すなわち、虐待を受けて育った子どもたちの心理システムの特徴は次の通りである。

・「社会的な存在感」は一応できているが、その中で善悪が逆転している。このために、彼らは「普通の」社会生活を送るために、人の何倍もの苦労をする。

・乳幼児期、学童期、思春期、成人期という通常の心理発達の構造がなく、あえて言えば、「乳幼児期、学童期」の二層構造になっている。親子関係Aの「普通の」学童期は親の生き方をそのままコピーしているのが特徴であると述べた。同じようにBの彼らは親から教わった善悪逆転の生き方をそのまま信じて生きている。もちろん「彼らの学童期」は「普通の学童期」とは違っていて、心の持ち方は学童期ながら、通常の成人期の人が持っている社会的な常識や知識は十分にある。

親子関係（C）は、生き方を教えてくれる親がいなかった人のもので、彼らの心理システムは次のようになる。

・「社会的な存在感」がないか、希薄である。母親との交流を通じて獲得する人とのつながりができなかった結果である。だから、最初から「社会的な存在感」から離れて生きている。

・やはり四段階の心理発達はなく、乳幼児期から直接、成人期へと発達している二層構造である。「彼らの成人期」と「普通の成人期」との違いは、彼らが実感を伴わない、知識だけの社会適応をしている点だ。それゆえに、逆に「普通の」人よりも完璧な適応を遂げている。

自分が何かを知るためには、自分が生きているという実感から離れなければならない。つまり、「社会的な存在感」、「普通の」心理システムから離れなければならない。

存在感には自分が「いる」という「社会的な存在感」と、ただ自分が「ある」（存在）という二つがあると述べた。「いる」（社会的な存在感）から離れ、ただの「ある」に向かうことが、自分が何であるかを知ることになる。

2　成人期の先、「宇宙期」を推測する

日々の生活から離れると、見えてくるもの

心理発達は一般的には、乳幼児期、学童期、思春期、成人期の四段階とされているが、本書の冒頭で、私は成人期の先に、五段階目の「宇宙期」を追加して考えたいと述べた。

「宇宙期」を設定したのは、そう考えないと理解できない心理現象があるからだ。その一つは、第四章で紹介した人たちのものである。彼らは「社会的な存在感」が希薄なまま生きてきた。その理由を知って、もう人と同じように生きるのは無理だと諦め、それまでとは異なる新しい存在感を感じ始める。その心理現象である。

また、もう一つは、成人期の後に、「普通の」人にもみられる現象である。成

人期以後、人は確実な自分の死を予測して、いったい自分が生きてきたこの「生」とは何か、人はどこから来て、どこへ行くのだろう、と深く考える。その時に自分が生きてきた社会的な存在感を離れ、「存在」を直接に生きようとする。二つの心理現象は、社会的な存在感から離れるということで共通である。生きて「いる」から、ただの「ある」に変わるところ、その場所が「宇宙期」である。

これから、宇宙期とはどんな心理発達レベルであるかを検討する。

心理発達の原則は、心の枠を広げてより自由に動けるようになること、また認識できる世界を広げていくことである。心理発達の最初の段階、乳幼児期では子どもが動ける範囲は狭く、知る世界は一部だ。学童期では行動の自由が広がり、世界も広がる。思春期を経て成人期に到ると、私たちはこの世界をすべて知ったことになる。

心の枠が広がっていくと、それまでは見えなかったものが見えてくる。例えば、成人期になれば見えるが、思春期には見えないものがある。嫁姑問題などは分かりやすいだろう。引きこもりや摂食障害で母親の悩みを解決しようと、子どもが動き出す。確かに、子どもは母親の悩みを体感し、よく理解している。しかし、母親の悩みの背景に嫁姑問題があったとしてもそこまでは理解は進まない。この問題は思春期の心の枠ではとらえきれないのだ。成人期になり大人の社会を知って初めて、嫁、姑と夫との三角関係が理解できる。

同じように思春期には見えなかったものが成人期になって見えてくることは多い。

私たちが認識できる範囲は、私たちの発達段階の心の枠に制限されている。そして、その枠の中にいる限り、まだ見えないものがあるとは思わず、すべてが見えていると思っている。成人期に到り、この世界のすべてが見えるようになるが、考えてみると、そこでも見えないものがあるはずである。しかし、何が見えないかは、分からない。

いったい、成人期で見えないものとは何だろうか。

私たちはこれまでの検討で、心が何を土台にしてでき上がり（社会的な存在感）、どういう原則によって動いているか（倫理観、善悪）が分かってきている。だから、完成された心理システム、すなわち「成人期」の中では何が見えないのかを、多少は推測できるだろう。さらに、さまざまな親子関係の元で異なる心理システムができ上がるのを知ったので、推測は広がるはずである。

これからは、成人期を超えた「宇宙期」を推測する。それは、「普通の」心理システムを超えた段階であり、この世界全体が見渡せる場所であり、生きている悩みや喜びが見える場所、つまり生の意味が分かる地点である。

虚空は見えないが、「有」が見え、虚空が推測できる。

三つのキーワード「アウトサイダー」「中年クライシス」「価値の相対化」

宇宙期を理解しようとする時にヒントになるキーワードは三つ、「アウトサイダー」、「中年クライシス」、「価値（善悪）の相対化」である。

まず第一に、アウトサイダー（異邦人）。

この言葉は、社会から切り離された人生を強いられた人々にとってはあまりいい印象をあたえないだろう。しかし、「普通の」人生を生きてきた大多数の人々にとっては、アウトサイダー（outsider）、あるいはボヘミアン（bohemian）という言葉は、魅力的な響きを持っている。

アウトサイダー＝「よそ者」は、社会の既成の枠組みからはずれて、独自の思想をもって行動する自由人、である。ボヘミアンは社会の慣習に縛られないで、芸術や哲学などを追求しながら自由気ままに生活する人、である。

フィンランドの児童文学「ムーミン」に登場するキャラクター、スナフキンがそのイメージにぴったりだと思う。彼は社会（村）に属さず、自由と孤独を愛する旅人で、毎年、春の訪れとともにムーミン谷にやってくる。村のはずれでテントを張って生活し、どこか哲学的な雰囲気を漂わせ、社会の「善と悪」からも超越しているような感じを受ける。

アウトサイダーは世間から外れて孤独ではあるが、一方で社会の義務やつきあいという重圧からは自由で、縛られていない。その自由さに、常識的に生きている「普通の」人々は心引かれるのである。もちろん、縛られているからこそ憧れるのであって、最初から「圏外」を強いられた人は、その気持ちは理解できない。「ムーミン」の原作からは離れて勝手な推測をめぐらせてみるが、スナフキンはもともとは社会（村）の中で生きていたはずである。彼には家族がいた。しかし、何かのきっかけでそこから飛び出して、アウトサイダーになった。そのきっかけは、たぶん、物語には描かれていない（と思うが）が大きな挫折体験であったに違いない……。その飛び出す苦しみと引き換えに彼は、「普通の」人々にはない自由を得たのだ。

成人期（心理システム）から離れるきっかけは、いろいろである。人生の大きな挫折や失敗がきっかけになったり、大切なものを失って（家族や最愛の人、お金、地位、名誉）絶望したり、である。あるいは、大きなことが何もなくても確実に迫り来る「死」を考え、人生の空しさを思ってのこともある。

第二のキーワードは、中年クライシス。

中年クライシスというのは、ユングや河合隼雄が述べている人生の後半の心の危機である。ごく「普通の」社会的な価値観にしたがって自分の人生を築き上げてきた大人が、人生の後半に到り、目の前に近づきつつある「死」を見つめながら、いったい自分の人生は何だったのかと振り返り、信じてきた価値を見直そうとする。

これまで信じてきた「生」（＝善・愛情・お金・賞賛）は手放したくない。しかし、受け入れがたい「死」（＝悪）がそう遠い将来にではなくやってくるのも間違いない。その二つは相いれない出来事だ。今まで通り「生」に望みを託せば、「死」に打ち砕かれる。「死」を受け入れようとすれば、日々の苦労とこれまで積み重ねてきた人生が無意味になる。かといって、生と死の二つの間で無常観に身をゆだねて揺れたところで、何も解決しない。いつしか再び「生」を求めている自分に裏切られるだけだ。この二つをともに理解できる価値観はないか、と思い悩む、それが中年クライシスだ。

長い間信じてきた「生＝善」は、「普通の」心理システムに基づいている。その上で、勉強し、学校を卒業し、仕事をして、お金を稼ぎ、結婚し、家庭を築き、子どもを育ててきた。そして、十分とは言いきれないが、ある社会的な地位も得て、安定もした。そういうことを一通りやった。だけど、さて、これで人生の締めくくりの「死」は受け入れられるのか、である。

死という事実を受け入れるには、生＝善＝生きてきた実感＝社会的な存在感＝

心理システムを根底から問い直さなければならないだろう。その作業が中年クライシスである。

なぜ、クライシス＝危機かというと、二重の意味がある。

第一は、「生」を問い直すきっかけになった、何か「事件」が起こっていることだ。それは社会的な存在感の土台である「愛情、お金、賞賛」への裏切り、挫折、失敗である。その結果、心理システムの崩壊＝自己否定＝死＝自殺……の思いが生まれている。

第二のクライシスは、心理システムを問い直すことは、必然的にそれを一度破壊することになるからだ。壊さないと、新しいものはできない。しかし、築き上げ、それに頼ってきた人生の土台を壊すのは危険な作業である。

中年クライシスを超える時には、人はスナフキンと同じように村から離れることになるであろう。心理システムから離れて、その時に残るのは、「切り離された」人生、ただの「存在」、宇宙期の入口である。

最後のキーワードは、価値の相対化。

アウトサイダーになる時や、中年クライシスで行われることは、心理システムの中で当たり前であり、かつ絶対的であった善悪の価値の相対化である。

善悪の相対化とはどういうことかというと、人と仲良く親しみを感じて交流することもできるし、人を裏切って陥れることもできるということである。もし、劇画の主人公ゴルゴ13、非情なスナイパーである彼が、一方で温かい家庭を持ち、優しい妻と可愛い子どもに囲まれていたとしたら、それが価値の相対化のイメージである。

また、頑張ること＝善、頑張らないこと＝悪と固定するのではなく、頑張ってもいいし、頑張らなくてもいいと思えることが、善悪の相対化である。

生死について言えば、生という善と、死という悪の二元対立、その相対化である。つまり、「死」を避けながら「生」きるのではなくて、二つの対立から「離れる」。そうして、生と死はともに新しい土台の上で、同等に扱われるようになる。言い方を変えると、生を否定しない死の受容である。

その心理段階では、人は社会の中で生きながらも、社会から離れることができるし、社会を楽しみながらも、社会に頼らず、ドライに生きることもできる。

成人期を超えて、心理システムを超えて、宇宙期に入るかどうかは、「普通の」人にとってはオプションの問題である。そこに進んでもいいし、進まなくてもいい。進まざるを得ないこともあるし、進まなくても済む場合もある。「普通の」心理システムの中で幸せな人生を閉じてもいいし、あるいは、どうしても虚空を知りたくて、進んでいくこともある。

一方、最初から不完全な心理システムを持ち、生きることがつらかった人たちは、宇宙期へと進む可能性は高いだろう。彼らの心理システムは不完全なゆえに、その時は、大きな「クライシス」を必要としない。ずっと深く、長く苦しんできたからこそ、人間存在の核、その最後の幸せへと向かう力は強い。

3　「この世界」から離れ、「宇宙期」へと至る心のプロセス

妻に先立たれた男性が体験した「心の不安」とは

成人期を超えて、先に進もうとしている人がいる。

その人は、「普通の」家庭に生まれ、「普通の」親を持ち、「普通の」発達をとげて心理システムを完成させた。そして、まっとうな「成人期」を生きていた。

彼はそのまま幸せな人生を続けているはずだった。しかし、ある事件をきっかけに「その先」に進まざるを得なくなった。

最愛の妻の死であった。

彼は妻を見送って約一年後にうつ病になり、クリニックを訪れた。それからさらに二年が経った。しかし、彼は妻の死と、残された自分の人生を受け入れられず、悩み続けた。

この人生はいったい何なのだろう、自分は誰なのか、どこから来て、どこにいくんだろうか、と。

彼は四七歳の水野研一さん、四年前に四二歳の妻を癌で失った。

妻の癌は、最初、血中の腫瘍マーカーの異常値で気づかされた。詳しい検査で転移を起こしている進行癌（卵巣癌）と分かった。余命半年と言われて、手術と抗がん剤の治療を尽くしたが、抑え切れなかった。

約一年半の闘病生活であった。

妻を失って一年ほど経って、ごく「普通の」日々が戻るにつれて彼は次第に気力を失っていった。何が苦しいわけではないが、意欲と希望が消え去った。夫婦には子どもはいなかったので、彼はこの世界に独りぼっちで残されてしまった。眠れなくなって、彼はクリニックを訪れた。

私は経過を聞いて、睡眠薬を一錠処方した。彼が聞いてきた。

「うつ病でしょうか？」

「ええ、そうです」

「睡眠薬だけでいいのでしょうか。あまり薬は飲みたくないのですが……」

「いいと思います。抗うつ薬は水野さんの状態には効かないでしょうから、睡眠薬だけで様子を見ていきましょう。時間をかけて気持ちをまとめていくことが大切です。ゆっくりと過ごしてください」

水野さんは黙ってうなずいた。

こうして彼のカウンセリングは始まった。


彼は語った。

「小さい頃から夏が好きでした。アスファルトの照り返しの熱を感じて歩くのが好きでした。子どもの頃は夏休みが嬉しくて、朝起きて蝉が鳴いていると、自由を感じました。今日一日、何をしてもいいのだ、プールとか模型の工作とか、なんでもできる自由な時間でした。

その夏がまた来ました。でも、夏を感じると妻がいなくなったことを思い出します。悲しみがぶり返してきて、それが怖いから、夏を感じる自分を否定したくなります。

先日、夜、目が覚めて妻のことを思い出しました。闇の中で、自分は独りぼっちだと思ったら、怖くなりました。また、眠れなくなりました。これはまずいと思っていたら、また、『あれ』が始まりました。

息苦しくなって、胸に重くて黒いものが降りてくるんです。圧倒的で、底なしです。恐怖に飲み込まれます。押しつぶされそうになります。布団の中でこのまま息が詰まって死んでしまうのじゃないかと……。

初めてここ（クリニック）に来た頃、毎日のように眠れませんでした。あの時は、薬をもらって救われました。それがまた来たか……と思って、でも、もう何度も味わったものだ、大丈夫、また治ると、自分に言い聞かせて、静かにしていたら、消えていきました」

彼が体験したのは不安発作、あるいはパニック障害に近い心の現象である。自分が死んでしまうのではないか、という不安は誰でも心の奥底に持っている。しかし、これは正確に言えば、死の不安ではなく、死に象徴される「心の不安」、社会的な存在感を失う不安である。

普段、私たちがこの不安を感じないでいられるのは、前向きに頑張ろうとする気持ちが心の奥底の不安を抑えて、常に希望や楽しさに心を向けているからである。そのやり方は小さいころに親から教わった。その気持ちを支えてくれているのは母親や父親、妻や、それにつながる家族、友人である。だから、大丈夫、皆と一緒に頑張ろうと思ってきた。でも、独りぼっちになると、この心の支えが外れて、急に不安がわき起こる。その瞬間を彼は体験していたのだ。

季節は彼が通い始めた頃の暑い夏から秋を経て、晩秋へと変わっていた。

「ここ三、四日、体調を崩して、気分が落ち込んでいます。風邪を引いたのかも知れません。日曜日は、朝、起きられず、昼まで寝ていました。このまま秋が過ぎて、冬がくるのか、と心細く思いました。でも、三、四カ月前と比べると気持ちは少しずつ軽くなってきています。平日はだいたい大丈夫です。休日に一人でいると辛くなることがあります。

どうしても触れることができなくて、目に見えないところに置いていた妻のセーターを思い切ってクリーニングに出しました。最後に入院する前に着ていたものです。それができて気持ちが少し楽になりました。区切りがつきました。それで最近は、仕事も家の生活ももとに戻って、普通に送れています」

カウンセリングが始まって六カ月が過ぎようとしている頃に、抑うつ状態や不安発作は消失して、水野さんの気持ちはほぼ平常になった。もし、彼がうつ病の治療だけに通っていたとしたら、このあたりで治療は終了である。私はそのことを伝えた。

「ええ、本当に気持ちは落ち着きました。ごく普通の生活で、夜もよく眠れます。時々、昔を思い出して気持ちが重くなることもありますが、まあ、流れに任せて、このまま生きていこうという気持ちになってきました。そうすると、いつの間にか落ち込みも消えていきます。何とかしなくてはと思わなくなった自分に少しびっくりします。でもこのほうが楽でいいです。

確かに、うつ病は治ったようです。ありがとうございました。

カウンセリングはもう少し続けていたいのですが、いいでしょうか？」

「ええ、もちろん、来てください」

それからは、ペースは月一回となったが、水野さんは通い続けた。

日常生活の意味が変わり、求めてきた人生全体が見える

彼が生まれ、親から生き方を学び、作り上げてきた四五年間の人生が変わろうとしていた。

親から学んだ一番大切なものは、人生の頑張り方である。「愛情」と「お金」と「賞賛」を求めて頑張り、勉強し、就職し、稼ぎ、結婚し、成果を上げ、満足し、喜び、そして、悲しみも苦しみも味わった。毎日、途切れることなく求め、確認し、充たしてきた自分の存在感、それは生まれ育った家族や妻とつながって生きている実感である。

しかし、大切な人を失い、その一部は明らかに崩壊した。もう戻ってこない。もちろん、もう一度、今までと違う形で、「愛情」と「お金」と「賞賛」を求めることはできるだろう。まだ五十前であるから頑張りもきく、もう一花咲かせる

ことは可能かもしれない。

でも、彼は自問した。生きていくとは、いったい、何なのだろう。

「朝起きていつものコーヒーをいれました。泡が立ち上がるのを見ながら、見事だなと感心していました。それから、『いつかあった時間だ……でも、これって現実なのかな』と一瞬、不思議に思いました」

仕事は忙しいけど滞ることはなく、以前と同じように続けていた。仕事中は自分の役割になりきれるから、元気で、充実していて、楽しいと彼は言う。

「金曜日に同僚と部下を誘って飲みに行きました。僕はお酒はあまり飲まないのですが、美味しいものを食べながら、話すのは好きです。あっという間に時間が過ぎて、店を出た時はずいぶん遅くなっていました。みんなと別れて一人になって、駅のホームに立っていると、電車がカーブを曲がってくるのが見えました。気持ちいい風が吹いたような気がして周りを見渡したら、ふっと目の前の景色が現実じゃないような感じがしました。電車はオレンジ色の車体を傾けて音もなく近づいてきて、その後ろに黒い空へ向かって明るいビルが何本も伸びていました。ネオンサインが華やかで、あっ、都会はこんなに美しいのか、と思いました」

彼はいつもの見慣れた世界を、まるで新しい世界のように眺めている。コーヒーの泡も、都会の夜の光も、昔からの意味を失って、ただ単体の、豊かで鮮やかな景色になっているようだ。存在感の変化はこの世界の景色を変える。以前は、通勤電車は家路に向かう意味を持ち、コーヒーの泡は妻と過ごす朝のひとときにつながっていた。生活の一つ一つのシーンがこの世界で生きる意味とつながっていて、それぞれがそれぞれの場所におさまっていた。しかし、今はそれらが、昔からあった「あたりまえの」つながりを失い、それぞれが、目の前に「ただ」ある。だから、同じ光景が違うように見える。それは新鮮である。

「先週、久しぶりに実家に帰りました。父も母も年老いていましたが、まだまだ元気でやっていました。二人はどういう夫婦だったんだろう、と思って動きを観察していました。親を見るのではなく、夫婦を見ている自分にびっくりしました。母がこの父と結婚したのは、二四歳の時と聞いていたのを思い出しました。近くに住んでいる姉が寄ってくれて、母親と姉が並んで台所に立っていました。その光景を見て、自分が子どもの頃に戻っていました。小学生の頃です。とても安心していました。『いい子で頑張ろう』としていた自分を思い出しました。家庭はこういう安心感を与えてくれていたのだと思います。仕事が終わって家に帰ると妻がいるというのは、これと同じなんだなと思いました。母親たちと同じように分かってくれて、守ってくれ、賞賛してくれた。自分はそれで頑張れた。自分はその中で生きてきたんだなと思いました」

お母さんが見てくれているから「頑張ろう」と、そう思って生き始めた頃の自分である。それがその後の彼の人生の流れを決めた。思春期になり、頑張りを認めてくれるのは母親から友人、妻、社会へと広がっていった。しかし、彼の頑張りの源は変わらない。変わらない自分の心、それがまるごと見えた。

また、同時に彼は両親を親ではなく、夫婦と見ている。母親をお母さんではなく、一人の女性として見るのは、彼がこの世界を相対化しているからだ。「社会的な存在感」の真ん中にあった人とのつながり、その土台であった家族を相対化すると、母親は、この世に生まれた一人の女性となり、さらに、一人の人間となる。

「妻への裏切り」を受け入れて、一人になる

「先週の日曜日、何気なく部屋を片づけている時に、妻のセーターをクリーニングに出したことを思い出しました。

もう、妻はいないと思い出して、重い気持ちになりましたが、それと同時に、『一人になって清々した』という思いが浮かんできました。

自分で、『えっ!』とびっくりしました。

『ひどいな、これは一緒に人生を歩んできた妻への裏切りだ』と、思いました。

そんなことを考えてはいけない、大切な人、大切な思い出なのだから……と考えましたが、同時に、そう感じることも人間はあるんだなと、思いました。

その裏切りは同時に、母親や家族やいろんな人への裏切りだなとも思いまし

た」

大切にしてきた人たちとのつながりを維持する、それは「善」である。壊すのは「悪」である。善と悪があって「この世界」の存在感は維持されている。

善と悪を対等に受け入れて、「社会的な存在感」は相対化される。

自分一人がただ「ある」という瞬間を体験する

「社内研修の講師で、青森に出張しました。夜、ふらりと外に出て星を見上げました。冬の星座がきれいでした。子どもの頃、天文学が好きでした。初めて訪れる町でも星座は同じですから、いつも不思議な気持ちになります。大人になってあちこち出張するとそれが味わえるので楽しみでした。

そう思って星を見ていたら、昔、子どもの頃に持っていた感覚が急に蘇りました。星空の底に自分がいるんですが、星を見上げている自分が空の上から見えるような感覚なんです。あっ、これってあったな、と思いました。そうしたら、物の大きさが変わってくる感覚、部屋の中にいて急に天井が高くなったり、窓際に置いてあった模型の飛行機が大きくなったりしたような記憶が戻ってきました。距離感がなくなって自分と星空が一緒になっている感じとそれは同じなんです。あの頃は、星とか、模型とか、窓の外の青空とか、いろいろなものと話をしていたような、でもそういう感覚って、はっきりあった……。忘れていたものを思い出しました」

不思議な感覚であるが、子どもなら、たぶん、誰でも持っていた感覚である。まだこの世界への適応が完成する前の感覚であり、母親とのつながりとそこから生まれてくる「頑張り」が心の全体を組織化していく以前の感覚である。「社会的な存在感」が完成されるとこの感覚、つまり、ただの「存在」感は意識の背景に退き、現実生活からは消えていく。

水野さんは、星を見るという体験の中にその感覚を長く保持していたのかもしれない。この地上に降りたって、そこでの生き方を身に付ける前の、宇宙全体をそのままに受け取る力、それは自分の存在をすべて、まるごと受け入れている状態である。

「振り返ってみたら、(妻が死んでから) ここ一、二年の記憶があまりないんです。何をしていたかは分かるんですが、実感がありません。仕事以外はだいたい家に引きこもっていました。山の中に一人で庵《いおり》を結んでいたような感じです。だから外部からのストレスもまったく感じなかったです。うつ病で苦しかったり怖かったりしましたが、人生の中で、初めて外から遮断されて、社会のストレスのない時間だった気がします。

最近は、元気になってきて、もう一度、社会のストレスを感じることに、期待があります。世の中にもう一度出ていきたい。義務も欲しい、また頑張ってみたいと思うんです。みんなと一緒に生きるという気持ちが湧いてきました。

でも、そうは思うんですが、そうしようとは決めていないので、あまり気負いはないです。どうでもいいという気持ちがあります。そのほうが清々します。

数カ月前までは、過去の何か、自分の生き方のどこかを修正すれば、もとに戻れると思って焦っていましたが、今は、それはそれで、このままでもいいんじゃないかと思い、戻る気はなくなっています」

成人期に生きて、妻を失った水野さんは、うつ病になった。病気を治して、妻と一緒に暮らしていた頃のように、もう一度、元気を取り戻して、前向きに頑張ろうと、彼はもがいた。四十数年間の彼の生き方がそうだったから、そうすべきだと思った。

心の発達は、上位互換性があると述べた。宇宙期はこの世界の心をすべて自覚できている状態である。子どもの心も、学童期も、思春期も、成人期も、さらに親と出会う前の心も。

だから、宇宙期から成人期に戻り、もう一度世の中に出て、ストレスを感じて頑張ることもできる。しかし、それだけではないことも、もうどこかで感じている。わざわざ戻ることもない。

皆と一緒に生きている感覚を一度閉じて、心理システムから離れる。それが「宇宙期」の入口である。そして、再び、人とのストレスや義務を感じて「この世界」に戻る。成人期への復帰である。出入りができて、「社会的な存在感」は相対化される。

そして、また数カ月が過ぎて、

「先日、不思議な感覚を味わいました」と彼は報告した。

「妻と自分はどういう生き方をしてきて、どういう関係だったんだろうと考えた時に、言葉にならない感覚が出てきたんです。

二度と会えない関係、出会って、一緒に暮らして、それがもう戻ってこない。それを考えるのはまだ辛いですけど、そういう運命だった、と思いました。以前は考えると気持ちが落ち込んだのですが、今回は、運命をふっと受け入れられるような気がして、その時に、不思議な感覚になったんです。言葉にできない瞬間です。

だから、これは後からの説明で、どうしても「たとえ話」になってしまうのですが、SFにたとえると、パラレルワールドがいくつもあって、あっちこっちに自分がいる。『この世界』には『この世界』の自分と妻がいた。そんな時間があった、自分の人生の一部だったと認める感覚です。

全方位に広がっていて、一瞬、自分はいなくなる。でも、在る……永遠に。

そこから出る時に、ほんの一瞬ですけど、走馬灯のようにすべてがよみがえりました。ぱたぱたぱたと、妻とのこと、生まれた家のこと、母親や、父親、姉たちのことがよみがえって、そのまま受け入れられる。すべてを受け入れられて、すべてはこのままでいいんだと、それは雷に打たれたように、はっきりと感じました」

「また実家に帰って一泊してきました。中学生まで住んでいた町を歩きました。建物は変わっていても道は同じですから、懐かしいやら、いろんな感情が戻ってきました。自分が育ってきたんだな、生きてきたんだな……。ずっと何かを求めてきたけど、その『何か』が分かってきた気がします。母親と姉が料理を作ってくれていて、自分が安心していることにつながっているものです。それが人生の幸せだった。もう一度それを求めてもいいなと思いましたが、同時に、もう求めはしないだろうとも感じていました」

ずっと長い間求めてきたものを確認する。それが分かると、自分がこの世界で人とつながっていたいと求め、安心したいと思い、そして、幸せを感じてきたことを受け入れられた。そうして、彼は自分が求めてきたものを断念したのかも知れない。

逆のように思うかもしれないが、まるごと認めるということは、断念することであり、心を広げるとそうなる。

「宇宙期」は「すべてがオーケー」という感覚に満たされる

「今、自分は中途半端で、『だいたいこういうもんでしょ……』というところで、気持ちが止まっています。何かしらもっと確実なものとか、信頼感とか、正義とかを、追求しようとしていないんです。ちゃんと詰めないで、適度なバランスをとって、世の中にコミットメントしていないのです。逃げているんじゃなくて、近づかない感じがします。やっぱり、今、自分は中途半端というのがぴったりの感覚です。

こうして人や社会と距離を取っているのは、仕事をするには効果的です。仕事がずっと楽になりました。やれることをやって、プロセスをそのまま楽しんでいます。何かを完成させなければという意欲が中途半端です。昔は、一日、一二時間くらい働いていましたが、今は五、六時間しか働いていない感じになっています。それでいいとは思っていないし、考えると焦ってきます。

しかし、それも奥深いところでは納得しているのかもしれません。どうでもいい、と。

逆に、それで人生がリッチになっている気もします。昔だったらできない生活をしています。仕事も昔はきちんと準備して、内容を突き詰めていましたが、直前になってもあまり気にしていない自分がいます。面倒くさいから、ずるをしている。本音と建前を使い分けて、皆に悪いと思ったりします」

彼は、矛盾したことを言い続けているようだ。今までのようにまたちゃんと生きていきたい、その気持ちに戻ってもいい。これは成人期の心理である。一方で、もういいんじゃないか、そこそこで、こんなペースで十分だ、という気持ちも強い。これは心理システムを抜け出した心持ちである。成人期の心理システムは真面目だ。そこを抜けると、いい加減になる。

「真面目」と「いい加減」との往復運動が始まる。

これからはしばらく、心地よい往復運動が続き、両方がバランスをとってくると、宇宙期ができあがってくる。その弁証法的なプロセスの途上に彼はいる。


「会社の帰り、駅前の陸橋を渡っていました。風が吹いてきて、気持ちいいなと思って、下の道路を走ってくる車を眺めていました。それだけでとても気持ちがいい。これでいいのかと思うけど、いいという安心感もあります」


水野さんが初めてクリニックを訪れてから、一年が過ぎていた。

「昨年の六月に眠れなくなって、ここに来て、それから少しずつ霧が晴れてきて一年になります。

妻を失って、うつ病になった頃の不満と怒りが消えています。何への不満だったのか、と考えて、『ああ、そうだ、人生への不満と怒りだったんだ』と分かって、一人で嬉しくなりました。『神への怒りかな、生きてきた自分への不満かな』とも思いました。生きるということはそれをかかえることなのですね。一生懸命やってきたのにうまくいかないじゃないか、って言いたかったんだな、と思いました。それが言えて楽になりました。

人生には完璧なものはない。

うつ状態に入る前は、人生には完成とか、完璧なものがあると思っていて、それを築いていかなければと思っていました。だから、失敗したり、人とうまくいかないと後悔して自分を責めていました。自分はきちんと生きようとしていました。それはそれで大切なことだと思います。よかったと思います。

でも、今から思えば、『馬鹿らしかった』とも思います。今は、あまり不満も、後悔もない。いろいろあって楽しいのだと思えるようになりました。

もちろん、まだ真面目にきちんと人生を完成させないといけないという思いはあります。それで気持ちは揺れますけど、でも揺れは小さくなっていて、その場の動きを楽しんでいます。自分の存在を感じて、その周りでことは起こるんだ。起こることは全部オーケーなんだと思います。

人生の完成とは違う意味で、自分の中に美しいものをきちんと創りたい、自分の中にそれを完成させたいという気持ちはあります。それは人との関係で創るのではなく、自分の中で創るという気持ちです。それは、なくてはならないものだと思います。皆と一緒にいる自分と、一人でいる自分が、両方かと思います」

「先日、また不思議なことを体験しました。前の雷に打たれたようなものとは違う体験です。

夕方、会社の帰りでした。ターミナルの雑踏の中を歩いていました。いつもの乗換駅です。駅の連絡通路にはたくさんの店が並んでいて、色とりどりの商品があふれて、にぎやかで、豊かでした。それぞれの物が自分を主張しているようで、でも、調和しているんです。

階段をホームへ降りていきました。それはとても幅の広い階段で、下からたくさんの人たちが登ってきました。その流れが大きな川のようでした。自分はその隅を逆方向に降りていきました。すれ違うダイナミックで巨大な動きが、いきなり四次元の空間になりました。同時に、降りていく自分が急に、とても懐かしくて温かい気持ちに包まれました。カプセルの中に入ったような感じでした。周りをまじまじと眺めました。すると、一つ一つの物、人々の輪郭がはっきりしてきて、世界は鮮やかでした。これは何だろうと不思議に思って、嬉しくなり、また初めての体験なのでドキドキしました。気持ちはとても穏やかで、どっしりと安定していました。人々の流れを見回していました。それぞれ生きているんだな、と一人一人の顔、存在がはっきりと輝いていました。とてつもなく大きなものに包まれて、安心していました。何百人の人々の流れ、この中には悪人もいるだろうか、と、ふっと思って一人一人の顔を見ました。それぞれに生きていて、親しみだけを感じました。

今まで知らなかった新しい気持ちで生きていると、思いました。階段を降りて、滑り込んできた電車に乗りました。その感覚は消えないで続いていました。懐かしくて、何度も周りを見回しました。電車から降りて、夜道を歩いて家に戻りました。

家に着く頃にはその充たされた感覚は薄くなっていました」

カウンセリングに通いだしてから一年半になろうとしていた晩秋のある日、彼は礼を言った。

「お陰様で、ずいぶん楽になりました。自分が変わりました。あの駅で体験した懐かしい感覚も時々思い出したり、短いですが、また数回起こりました。新しい生活感です。そうだったんだと、自分の中でいろいろなものがつながってきました。この世界がおもしろくなってきました。

しばらく、一人でやってみようと思います。また何か話したくなったら寄らせてもらいますが、それでよろしいでしょうか」

「ええ、もちろんです。また機会がありましたら、どうぞいらしてください」

こうして、彼のカウンセリングは終わった。

彼の駅での体験は、安定した宇宙期の体験である。彼が言うように、新しい生活感、存在感である。彼はこれからも、それを時々思い出し、また実際に体験し、この世界に生きていくのだろう。

エピローグ

カウンセラーにカウンセリングを教えている。スーパーヴィジョンという。進行しつつあるカウンセリングの内容を検討して、よりよいカウンセリングができるように指導する。クライアントの悩みの奥深くには何があるのか、カウンセラーは何に気をつけて話を聞いたらいいか、解決の方向はどのあたりか、などを一緒に考えて「見立てる」作業である。悩みを正確に見立てる力がついてくると、カウンセリングの進行は早くなり、クライアントの満足も高まる。

カウンセラーには、かならず先輩のスーパーヴィジョンを受けなさいとアドバイスする。独りよがりの治療になっていると危険だからだ。

ある時、スーパーヴィジョンが終わって、カウンセラーから質問された。

「先生はカウンセリングは誰から教わったのですか？」

返答に困った。

その時にとっさに出てきた答えが、こうだ。

「僕はカウンセリングのやり方は誰にも教わっていないけど、その本質を教えてくれたのは、患者さんです」と。

その日、家路に向かいながら、自分のカウンセリング歴を振り返った。「まったくその通りだ」と思った。

私が患者さん（クライアント）から教わったカウンセリングの本質は、二つある。一つは、「ただ聞くだけでいい」ということ、二つ目は、「理論は通用しない」ということである。

カウンセリングはただ「聞く」という作業

まず、「ただ聞くだけでいい」を教わった時のことである。

つくづく私の経歴は、カウンセラーとしては幸いだったと思う。というのは、私が精神科医として働き始めたのは、重い精神病の入院治療を専門とする病院だったからだ。そこでは薬物療法と生活・作業療法が中心で、カウンセリング（精神療法・心理療法）というものはまったくと言っていいほど通用しない世界だった。

長い人は一〇年、短い人でも二、三年の入院をしている慢性期病棟で、私は患者さんの話を聞いた。その時間が私のカウンセリングの原点である。でも、それはカウンセリングではなかったかもしれない。話す側にも、聞く側にも治療という意識はなかったからだ。ただ聞くという作業だった。しかし、診察室できちんと向かい合う時間だったので、互いに自分の心にも向かい合った。

彼らは慢性、重症の精神病をかかえていた。多くは統合失調症という病気だった。この病気は十代後半から二十代にかけて発症する。病気になってしまったために進学を断念したり、元の職場に戻れなかったり、結婚できなかったり……と、患者さんは多かれ少なかれそれまでの人生を失い、挫折していた。これから先も「普通の」社会生活には戻れないだろう人もいた。しかし、自分で「挫折」と自覚するには「起きてしまったこと」は大きすぎて、彼らは現実の世界から「目をそらし」、人生については「押し黙って」生きていた。

そのせいであろうか、彼らの話は妄想のように荒唐無稽なこともあった。ある日の診察で五十過ぎの男性が話してくれた。

「僕は、退院したら、スーパーを開くんですよ。それでイトーヨーカドーのように大きくするんです。これからは国内だけではダメで、ウォルマートのように世界展開も必要ですよ。僕は野菜を売るんです」と話してくれた。

彼は、二一歳の時に発症して、これまで四回の入退院を繰り返していた。そして今回の入院ではすでに五年経っていた。これから社会に戻れたとしても、彼の「夢」を実現するのは無理だろう、と思う。しかし、今、夢を語ることは、彼の心の支えなのかもしれない。

私が質問する。

「野菜の仕入れはできるんですか?」

「ええ、もちろん」と、彼はよく聞いてくれましたとばかりに嬉しそうにして、いい野菜の見分け方を教えてくれた。話は山でのキノコの見つけ方にも広がっていった。二〇分ほど話して彼は礼を言って病室にもどった。

それから彼は時々、診察室のドアをノックして「先生、また面接お願いします」と言ってくるようになった。月一回の面接が数カ月続いた。彼は同じ夢を語り、同じ野菜の話をした。

ある時、病棟で看護師さんが私に報告した。

このところ、彼の入院生活が穏やかになっている。他の患者さんとのトラブルや言い争いが少なくなった、と。

私は彼の三〇年前のカルテを棚から下ろし、最初の入院の頃の記録を読んだ。彼の父親は当時、近県の山村を小型トラックで回りながら野菜と魚の販売をしていた。彼は高校を卒業して父親の仕事を手伝っていた。自分の店を持つことが父子の夢だったのかも知れない。しかし、彼は、その頃、発症して入院した。それから、四回の入退院があった。退院すると、簡単な仕事についたが続かず、いずれも病気が再発していた。途中から、親との連絡は途切れ、単身になっていた。彼の「この世界」での人生は、二〇年前に、途切れてしまったのだろう、と彼の経歴（病歴）を読んで思った。

カウンセリングは悩みを解決する作業ではない、自分を確認する作業である。自分の話をする。自分の心を聞いてもらって、その時の自分を確認する。話の内容は、辛いことであってもいい、楽しいことであってもいい、ひどいことであってもいい、あるいは、実現しそうにない夢や「妄想」であってもいい。しかし、語ることが、話し手の存在感を確かなものにする。そうして、話の内容が、どんなことであっても、自分を認めていく作業は心を安定させる。

カウンセリングとは、この「聞く作業」である。

耳を傾けて、クライアントの発している言葉の奥底にある、その人の「存在」を聞く。

「存在」をどこまで深く見通せるかどうかが、カウンセラーの力量である。

カウンセリングに「理論」は通用しないということ

二つ目の本質、カウンセリングに「理論は通用しない」ということを教わった時のこと。

二〇年近くの病院勤めを辞して、私は街中の小さなクリニックで診療を始めた。病院とはまったく違う患者さんたちが来院するようになった。患者さんの訴えは、うつ病、不安障害、神経症、ストレス性障害、あるいは摂食障害などのこの本で取り上げた思春期問題に関する疾患や、家族の悩みである。病院での治療ともっとも変わったことは、薬物療法が「対症療法」として補助的なものになり、代わりにカウンセリング（精神療法・心理療法）が主役となったことである。

もちろん、カウンセリングは変わらずに「聞く」作業であったが、病院と違っていたことは、その結果、患者さんたちが悩みを解決して、生活や人生を大きく変えて行ったことである。かかえてきた葛藤を解決して、気持ちが整理されると、自分の生き方が変わる、それは至極当然のことではあるが、病院でのカウンセリングではなかったことだ。

そんなことを考えている頃に、まったく新しい患者さんたちが来院するようになった。この本で取り上げた「虐待を受けて」育った人たちや、「親を持てなかった」人々である。

最初、私は彼らの解決の方向を、他の患者さんたちと同じように、「普通の」社会生活に戻ることだと考えていた。しかし、そう思って話を聞いていると彼らの悩みの奥が見えなかった。何に、どう悩んでいるのか、どのあたりの心の葛藤が解けると解決、出口に到れるのか、皆目見当がつかず、戸惑った。

そのまま続けていたら、私は彼らの悩みを理解できず、その苦しみの深さを見ないままに、薬物療法という「対症療法」を行い、「気休めの」カウンセリング

（簡易心理療法、支持的精神療法）だけで治療を終わっていたかもしれない。しかし、私にとって幸いしたのは、病院での経験だった。つまり、解決を求めるカウンセリングではなく、ただ聞くだけで安心をもたらすカウンセリングの経験である。彼らの悩みは理解できなかったけれども、とにかく聞いて、何か「安心」が生まれればいいと思って聞いていた。

しばらくして私は気づいた。彼らには、それまで知っていた精神分析の諸学派や心理学の理論、カウンセリングの理論は、まったく通用しない、と。「心理発達段階」は飛び越えているから同定できないし、「葛藤の解決」はそもそも葛藤がないからあり得ない……。古い理論が壊れていくと、彼らの悩みの本質が見えてきた。それは、まったく新しい心理理論、カウンセリング理論を彼らから教えてもらったようなものだった。そうして、私は彼らの話を聞けるようになったのである。

心理学の理論はある視点を任意に設定して、それまでの経験や用語をまとめ、整理したものだ。だから、新しく心理学を学ぶ人にはとても役に立つ。全体像が見えて、人と共通の用語を扱えるようになり、何を手がかりに物事を考えたらいいか、その足場もできる。しかし、設定された視点は固定されていて、一面的である。視点を固定しないと理論は構築できないから、いたしかたない。

理論は学ぶべきものであるが、治療には使えない、それを患者さんは教えてくれた。理論からは、目の前のクライアントの「存在」そのものはとらえきれないのだ。

慢性病棟に長期に入院している患者さんにも、心の安心、心の解決があるように、クリニックに来院した、親をもてなかった人々にも心の解決があった。共通なのは、悩みを解決するということではなく、自分の存在を確認するということであった。二つがつながった。

カウンセリングとは、その人の生き方とか、悩みを聞くのではなく、「存在」感を聞く、「存在」を確認するものである。その結果として、生き方を変えたり、そのまま安心したりする。しかし、それは単なる結果である。

存在は、この世界に生まれてから、社会的な存在感を身につけて生きるようになっても、それをもてないまま生きていても、あるいは、そこを抜け出してからでも、変わらずにずっと「ある」。人と人とが向かい合って、この「存在」を確認しあう作業、それがカウンセリングの本質である、そう、私は患者さん（クライアント）から教えてもらった。

文庫版あとがき

単行本の発行から四年が経った。単行本は版を重ねてたくさんの方々に読んでいただいた。このたび、ちくま文庫の一冊に加わることになった。文庫版になって、より多くの方々に気軽に手にとってもらえるかと思うと、欣幸の至りである。

この本では、親子関係の深さ、その関係が人生に与える影響の大きさについて書いた。そのきっかけは、実は児童虐待の問題であった。

当たり前だが、人は誰でも、ひとりの母親、ひとりの父親しか知らない。その親からの影響の大きさは、いくつになっても客観視できないものである。小学校に入ると、自分の家がどういう家か少し見える。○○ちゃんの家とは違うなど感じることもあるが、客観視とはほど遠い。ついで、思春期には親と対立して（反抗期）自分の人生を作る。しかし、「親から」自立するのであって、客観視とはまた違う。

最初に親を客観視できるのは、結婚して配偶者をもった時かもしれない。その時に初めて、違う家庭・親子関係を肌で感じる。みそ汁の味の違いも含めて、あなたの家族はそうなのだ、ウチの家族はこうだった……と細かい生活の習慣や、家族同士のやりとりに違いを知る。いわば、家族の異文化体験である。しかし、これもまた小さな差異の確認でしかないだろう。

親子関係を振り返って、もし他の親に育てられたら自分の人生はどうだったろう、という想像をしたことはあるだろうか。普通はそんな想像はしないが、虐待されて育った人はこの想像を頭の中で何度も繰り返す。虐待の中には親子関係がない。つまり関係が「0」（ゼロ）だからである。親子関係がある（プラス）人にとって、それが「ない」は想像がつかないだろう。

本書では、まず、そのゼロの体験を第四章に書いた。それから一章、二章にもどって普通のプラスの親子関係の中で起きる心の問題を書いた。私自身がゼロを知ることで、プラスの中の親子関係をより深く分析できると思ったからだ。

単行本の反応は、静かでゆっくりだったけれども、大きかった。「第四章の恵子さんは私なんです」、「ウチは第二章と同じなんです」……などと言って、クリニックを受診する人が続いている。

きっと、同じように自分の状態がわからない人がいて、この本を読むことで救われるのではないだろうか。

文庫化で、さらに、そういった方の役に立つことができれば、幸いである。

最後になったが、文庫化にあたっても、単行本を担当して下さった筑摩書房編集部の羽田雅美さんに、お世話になった。深く感謝申し上げたい。

二〇一四年二月一七日　　著者

本書は、二〇一〇年三月、筑摩書房より刊行された。

思考の整理学　外山滋比古

アイディアを軽やかに離陸させ、思考をのびのびと飛行させる方法を、広い視野とシャープな論理で知られる著者が、明快に提示する。

質問力　齋藤孝

コミュニケーション上達の秘訣は質問力にあり！　これさえ磨けば、初対面の人からも深い話が引き出せる。話題の本の、待望の文庫化。（斎藤兆史）

整体入門　野口晴哉

日本の東洋医学を代表する著者による初心者向け野口整体のポイント。体の偏りを正す基本の「活元運動」から目的別の運動まで。（伊藤桂一）

命売ります　三島由紀夫

自殺に失敗し、「命売ります。お好きな目的にお使い下さい」という突飛な広告を出した男のもとに、現われたのは？（種村季弘）

こちらあみ子　今村夏子

あみ子の純粋な行動が周囲の人々を否応なく変えていく。第26回太宰治賞、第24回三島由紀夫賞受賞作。書き下ろし「チズさん」収録。（町田康／穂村弘）

ベルリンは晴れているか　深緑野分

終戦直後のベルリンで恩人の不審死を知ったアウグステは彼の甥に訃報を届けに陽気な泥棒と旅立つ。歴史ミステリの傑作が遂に文庫化！（酒寄進一）

向田邦子ベスト・エッセイ　向田邦子　向田和子編

いまも人々に読み継がれている向田邦子。その随筆の中から、家族、食、生き物、こだわりの品、旅、仕事、私……、といったテーマで選ぶ。（角田光代）

倚りかからず　茨木のり子

もはや／いかなる権威にも倚りかかりたくはない……話題の単行本に3篇の詩を加え、高瀬省三氏の絵を添えて贈る決定版詩集。（山根基世）

るきさん　高野文子

のんびりしていてマイペース、だけどどっかヘンテコな、るきさんの日常生活って？　独特な色使いが光るオールカラー。ポケットに一冊どうぞ。

劇画　ヒットラー　水木しげる

ドイツ民衆を熱狂させた独裁者アドルフ・ヒットラーとはどんな人間だったのか。ヒットラー誕生からその死まで、骨太な筆致で描く伝記漫画。

年収90万円でハッピーライフ　大原扁理

世界一周をしたり、隠居生活をしたり。「フツー」に進学、就職してなくても毎日は楽しい。ハッピー思考術と、大原流の衣食住で楽になる。（小島慶子）

ぼくたちは習慣で、できている。増補版　佐々木典士

先延ばししてしまうのは意志が弱いせいじゃない。良い習慣を身につけ、悪い習慣をやめるステップを55に増補。世界累計部数20万突破。（ｐｈａ）

ぼくたちに、もうモノは必要ない。増補版　佐々木典士

23カ国語で翻訳。モノを手放せば、毎日の生活も人との関係も変わる。手放す方法最終リストを大幅増補し、80のルールに！（やまぐちせいこ）

はたらかないで、たらふく食べたい　増補版　栗原康

カネ、カネ、カネの世の中で、ムダで結構。無用で上等。爆笑しながら解放される痛快社会エッセイ。文庫化にあたり50頁分増補。（早助よう子）

半農半Xという生き方【決定版】　塩見直紀

農業をやりつつ好きなことをする「半農半X」を提唱した画期的な本。就職以外の生き方、転職、移住後の生き方として。帯文＝藻谷浩介（山崎亮）

減速して自由に生きる　髙坂勝

自分の時間もなく働く人生よりも自分の店を持ち人と交流したいと開店。具体的なコツと、独立した生き方。一章分加筆。帯文＝村上龍（山田玲司）

自作の小屋で暮らそう　高村友也

好きなだけ読書したり寝たりできる。誰にも文句を言われず、毎日生活ができる。そんな場所の作り方。推薦文＝高坂勝（かとうちあき）

ナリワイをつくる　伊藤洋志

暮らしの中で需要を見つけ月3万円の仕事を作り、それを何本か持てば生活は成り立つ。DIY・複業・お裾分けを駆使し仲間も増える。（鷲田清一）

現実脱出論　増補版　坂口恭平

「現実」それにはバイアスがかかっている。目の前の「現実」が変わって見える本。文庫化に際し一章分「現実創造論」を書き下ろした。（安藤礼二）

自分をいかして生きる　西村佳哲

「いい仕事」には、その人の存在まるごと入ってるんじゃないか。『自分の仕事をつくる』から6年、長い手紙のような思考の記録。（平川克美）

かかわり方のまなび方　西村佳哲
「仕事」の先には必ず人が居る。自分を人を十全に活かすこと。それが「いい仕事」につながる。その方策を探った働き方研究第三弾。（向谷地生良）

人生をいじくり回してはいけない　水木しげる
水木サンが見たこの世の地獄と天国。人生、自然の流れに身を委ね、のんびり暮らそうというエッセイ。推薦文＝外山滋比古、中川翔子（大泉実成）

「ひきこもり」救出マニュアル〈実践編〉　斎藤環
「ひきこもり」治療に詳しい著者が、具体的な疑問に答えた、本当に役に立つ処方箋。理論編に続く、実践編。参考文献、「文庫版　補足と解説」を付す。

ひきこもりはなぜ「治る」のか？　斎藤環
「ひきこもり」研究の第一人者の著者が、ラカン、コフート等の精神分析理論でひきこもる人の精神病理を読み解き、家族の対応法を解説する。（井出草平）

人は変われる　高橋和巳
人は大人になった後でこそ、自分を変えられる。多くの事例をあげ「運命を変えて、どう生きるか」を考察した名著、待望の文庫化。（中江有里）

消えたい　高橋和巳
自殺欲求を「消えたい」と表現する、親から虐待された人々。彼らの育ち方、その後の人生、苦しみを丁寧にたどり、人間の幸せの意味を考える。（橋本治）

家族を亡くしたあなたに　キャサリン・M・サンダーズ　白根美保子訳
家族や大切な人を失ったあとには深い悲しみが長く続く。悲しみのプロセスを理解し乗り越えるための、思いやりにあふれたアドバイス。（中下大樹）

加害者は変われるか？　信田さよ子
家庭という密室で、DVや虐待は起きる。「普通の人」がなぜ？　加害者を正面から見つめ分析し、再発を防ぐ考察につなげた、初めての本。（牟田和恵）

パーソナリティ障害がわかる本　岡田尊司
性格は変えられる。「パーソナリティ障害」を「個性」に変えるために、本人や周囲の人がどう対応し、どう工夫したらよいかがわかる。（山登敬之）

生きるかなしみ　山田太一編
人は誰でも心の底に、様々なかなしみを抱きながら生きている。「生きるかなしみ」と真摯に直面し、人生の幅と厚みを増した先人達の諸相を読む。

ふしぎな社会　橋爪大三郎

第一人者が納得した言葉だけを集めて磨きあげた社会学の手引き書。人間の真実をぐいぐい開き、若い読者に贈る小さな（しかし最高の）入門書です。

承認をめぐる病　斎藤環

人に認められたい気持ちに過度にこだわると、さまざまな病理が露呈する。現代のカルチャーや事件から精神科医が「承認依存」を分析する。（土井隆義）

キャラクター精神分析　斎藤環

ゆるキャラ、初音ミク、いじられキャラetc.。現代日本に氾濫する数々のキャラたち。その諸相を横断し、究極の定義を与えた画期的論考。（岡﨑乾二郎）

サヨナラ、学校化社会　上野千鶴子

東大に来て驚いた。現在を未来のための手段とし、偏差値一本で評価を求める若者。ここからどう脱却する？　丁々発止の議論満載。（北田暁大）

ひとはなぜ服を着るのか　鷲田清一

ファッションやモードを素材として、アイデンティティや自分らしさの問題を現象学的視線で分析する。「鷲田ファッション学」のスタンダード・テキスト。

学校って何だろう　苅谷剛彦

「なぜ勉強しなければいけないの？」「校則って必要なの？」等、これまでの常識を問いなおし、学ぶ意味を再び掴むための基本図書。（小山内美江子）

14歳からの社会学　宮台真司

「社会を分析する専門家」である著者が、社会の「本当のこと」を伝え、いかに生きるべきか、に正面から答えた。重松清、大道珠貴との対談を新たに付す。

終わりなき日常を生きろ　宮台真司

「終わらない日常」と「さまよえる良心」――オウム事件直後出版の本書は、著者のその後の発言の根幹である。書き下ろしの長いあとがきを付す。

人生の教科書［よのなかのルール］　藤原和博　宮台真司

〝バカを伝染（うつ）さない〟ための「成熟社会へのパスポート」です。大人と子ども、お金と仕事、男と女と自殺のルールを考える。（重松清）

逃走論　浅田彰

パラノ人間からスキゾ人間へ、住む文明から逃げる文明への大転換の中で、軽やかに〈知〉と戯れるためのマニュアル。

アーキテクチャの生態系　濱野智史
2ちゃんねる、ニコニコ動画、初音ミク……。日本独自の進化を遂げたウェブ環境を見渡す、新世代の社会分析。待望の文庫化。（佐々木俊尚）

「居場所」のない男、「時間」がない女　水無田気流
「世界一孤独」な男たちと「時限ばかり」の女たち。全員が幸せになる策はあるか――？　社会を分断する溝に、気鋭の社会学者が向き合う。（内田良）

他人《ひと》のセックスを見ながら考えた　田房永子
人気の漫画家が、かつてエロ本ライターとして取材した風俗やAVから、テレビやアイドルに至るまで、男女の欲望と快楽を考える。（樋口毅宏）

ファッションフード、あります。　畑中三応子
ティラミス、もつ鍋、B級グルメ……激しくはやりすたりを繰り返す食べ物から日本社会の一断面を切り取った痛快な文化史。年表付。（平松洋子）

9条どうでしょう　内田樹／小田嶋隆／平川克美／町山智浩
「改憲論議」の閉塞状態を打ち破るには、「虎の尾を踏むのを恐れない」言葉の力が必要である。四人の書き手によるユニークな洞察が満載の憲法論！

反社会学講座　パオロ・マッツァリーノ
恣意的なデータを使用し、権威的な発想で人に説教する困った学問「社会学」の暴走をエンターテイメントな議論で撃つ！　真の啓蒙は笑いから。

日本の気配 増補版　武田砂鉄
「個人が物申せば社会の輪郭はボヤけない」。最新の出来事にも、解決されていない事件にも粘り強く憤る。その後の展開を大幅に増補。（中島京子）

狂い咲け、フリーダム　栗原康 編
国に縛られない自由を求めて気鋭の研究者が編む。大杉栄、伊藤野枝、中浜哲、朴烈、金子文子、平岡正明、田中美津ほか。帯文＝ブレイディみかこ

花の命はノー・フューチャー　ブレイディみかこ
移民、パンク、LGBT、貧困層。地べたから見た英国社会をスカッとした笑いとともに描く。200頁分の大幅増補！　推薦文＝佐藤亜紀（栗原康）

ジンセイハ、オンガクデアル　ブレイディみかこ
貧困、差別。社会の歪みの中の「底辺託児所」シリーズ誕生。著者自身が読み返す度に初心にかえるという珠玉のエッセイを収録。

解剖学教室へようこそ　養老孟司

解剖すると何が「わかる」のか。動かぬ肉体という具体から、どこまで思考が拡がるのか。養老ヒト学の原点を示す記念碑的一冊。（南直哉）

考えるヒト　養老孟司

意識の本質とは何か。私たちはそれを知ることができるのか。脳と心の関係を探り、無意識に目を向ける。自分の頭で考えるための入門書。（玄侑宗久）

錯覚する脳　前野隆司

「意識のクオリア」も五感も、すべては脳が作り上げた錯覚だった！　ロボット工学者が科学的に明らかにする衝撃の結論を信じられますか。（武藤浩史）

理不尽な進化 増補新版　吉川浩満

進化論の面白さはどこにあるのか？　科学者の論争を整理し、俗説を覆し、進化論の核心をしめす。アートとサイエンスを鮮やかに結ぶ現代の名著。（養老孟司）

身近な雑草の愉快な生きかた　稲垣栄洋　三上修・画

名もなき草たちの暮らしぶりと生き残り戦術を愛情とユーモアに満ちた視線で観察、紹介した植物エッセイ。繊細なイラストも魅力。（宮田珠己）

身近な野菜のなるほど観察録　稲垣栄洋　三上修・画

『身近な雑草の愉快な生きかた』の姉妹編。なじみの多い野菜たちの個性あふれる思いがけない生命の物語を、美しいペン画イラストとともに。（小池昌代）

身近な虫たちの華麗な生きかた　稲垣栄洋　小堀文彦・画

地べたを這いながらも、いつか華麗に変身することを夢見てしたたかに生きる身近な虫たちを紹介する。精緻で美しいイラスト多数。（小池昌代）

したたかな植物たち 春夏篇　多田多恵子

スミレ、ネジバナ、タンポポ。道端に咲く小さな植物は、動けないからこそ、したたかに生きている！身近な植物たちのあっと驚く私生活を紹介します。

したたかな植物たち 秋冬篇　多田多恵子

ヤドリギ、ガジュマル、フクジュソウ。美しくも奇妙な生態にはすべて理由があります。人知れず花を咲かせ、種子を増やし続ける植物の秘密に迫る。

野に咲く花の生態図鑑【春夏篇】　多田多恵子

野に生きる植物たちの美しさとしたたかさに満ちた生存戦略の数々。植物への愛をこめて綴られる珠玉のネイチャー・エッセイ。カラー写真満載。

野に咲く花の生態図鑑【秋冬篇】　多田多恵子

寒さが強まる過酷な季節にあえて花を咲かせ実をつける理由とは？　人気の植物学者が、秋から早春にかけて野山を彩る植物の、知略に満ちた生態を紹介。

花と昆虫、不思議なだましあい発見記　田中肇　正者章子

ご存じですか？　道端の花々と昆虫のあいだで、驚くべきかけひきが行なわれていることを。花と昆虫のだましあいをイラストとともにやさしく解説。

増補　へんな毒　すごい毒　田中真知

フグ、キノコ、火山ガス、細菌、麻薬……自然界にあふれる毒の世界。その作用の仕組みから解毒法、さらには毒にまつわる事件なども交えて案内する。

熊を殺すと雨が降る　遠藤ケイ

山で生きるには、自然についての知識を磨き、己れの技量を謙虚に見極めねばならない。山村に暮らす人びとの生業、猟法、川漁を克明に描く。

私の脳で起こったこと　樋口直美

「レビー小体型認知症」本人による、世界初となる自己観察と思索の記録。認知症とは、人間とは、生きるとは何かを考えさせる。（伊藤亜紗）

ゴリラに学ぶ男らしさ　山極寿一

自尊心をもてあまし、孤立する男たち。その葛藤は何に由来するのか？　身体や心に刻印されたオスの進化的な特性を明らかにし、男の懊悩を解き明かす。

ニセ科学を10倍楽しむ本　山本弘

「血液型性格診断」「ゲーム脳」など世間に広がるニセ科学。人気SF作家が会話形式でわかりやすく教える、だまされないための科学リテラシー入門。

増補　サバイバル！　服部文祥

岩魚を釣り、焚き火で調理し、月の下で眠る――。生きることを命がけで問う山岳ノンフィクション。異能の登山家は極限の状況で何を考えるのか？

いのちと放射能　柳澤桂子

放射性物質による汚染の怖さ。癌や突然変異が起こされる仕組みをわかりやすく解説し、命継ぐ私たちの自覚を問う。（永

イワナの夏　湯川豊

釣りは楽しく哀しく、こっけいで厳粛だ。で、また、アメリカで、出会うのは魚い、自然との素敵な交遊記。

ちくま文庫

子《こ》は親《おや》を救《すく》うために「心《こころ》の病《やまい》」になる

二〇一四年四月十日　第一刷発行
二〇二二年九月二十日　第二十三刷発行

著　者　高橋和巳（たかはし・かずみ）
発行者　喜入冬子
発行所　株式会社　筑摩書房
東京都台東区蔵前二―五―三　〒一一一―八七五五
電話番号　〇三―五六八七―二六〇一（代表）
装幀者　安野光雅
印刷所　株式会社精興社
製本所　株式会社積信堂

ISBN978-4-480-43158-5 C0111